Die Methoden der künstlichen Atmung

und ihre Anwendung in historisch-kritischer Beleuchtung mit besonderer Berücksichtigung der Wiederbelebungsmethoden von Ertrunkenen und Erstickten

Von

Dr. G. van Eysselsteijn

Direktor des Universitäts-Krankenhauses in Groningen

Mit einem Vorwort
von
Professor **K. F. Wenckebach**
in Straßburg i. E.

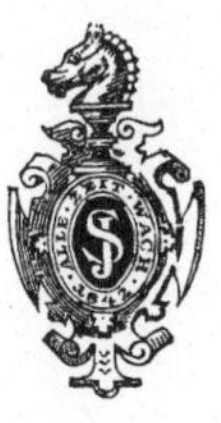

Springer-Verlag Berlin Heidelberg GmbH 1912

ISBN 978-3-662-32349-6
DOI 10.1007/978-3-662-33176-7

ISBN 978-3-662-33176-7 (eBook)

Vorwort.

Die Frage, welche Methode der künstlichen Atmung die beste sei, besonders zum Wiederbeleben Ertrunkener, ist immer noch eine offene und vielumstrittene. Sie kann nur richtig gelöst werden, wenn man weiß, was erreicht werden soll und wie die verschiedenen Methoden wirken. Die Beantwortung der Frage liegt denn auch nicht in einer Statistik über gerettete Personen; bei Anwendung einer jeden Methode sind schon Ertrunkene wieder zu sich gekommen. Ich erachte es als ein Verdienst des Verfassers dieses Büchleins, daß er nicht darin seine Aufgabe erblickt hat, sondern in einer wissenschaftlichen Kritik der Methoden.

Bei der Ausbildung der Methoden der künstlichen Atmung und bei ihrer Beurteilung ist als alleiniger maßgebender Faktor das Volumen der ein- und ausgetriebenen Luft viel zu sehr in Betracht gekommen. Daß es viel mehr auf etwas anderes ankommt, nämlich auf das Wiederingangbringen der stockenden Zirkulation, wird hier richtig hervorgehoben, die Bedeutung der Atmung für die Förderung des Kreislaufs gebührend berücksichtigt. Und die Schlußfolgerung, daß nur einer der physiologischen Atmung möglichst genau nachgebildeten Methode der künstlichen Atmung die Krone zukommt, scheint mir ganz richtig zu sein.

Da diese Behandlungsweise in der entsprechenden Literatur kaum genügend gewürdigt worden und der Gegenstand selbst für weite Kreise außerordentlich wichtig ist, halte ich die Aufgabe, die der Verfasser sich gestellt hat, für eine höchst dankenswerte.

Straßburg i. Els., im Mai 1912.

K. F. Wenckebach.

Inhaltsübersicht.

1. Abschnitt.

Erste Hilfe bei Ertrunkenen nach den Schriftstellern des Altertums.

2. Abschnitt.

Von Galenus bis an die Mitte des 19. Jahrhunderts.

3. Abschnitt.

Von der Mitte des 19. Jahrhunderts bis heute.

A. Künstliche Atmung mittels Instrumenten.

1. Abschnitt.

Erste Hilfe bei Ertrunkenen nach den Schriftstellern des Altertums.

πνιγεται γαϱ η πνιγομενῳ ὅμοιος
εστιν ὅ μη δυναμενος αναπνειν.

Es ist erstaunlich, wie wenig bei den Alten berichtet wird über den Tod durch Ertrinken und über die Mittel, ihn zu bekämpfen.

Ohne Zweifel haben sie sich den Tod durch Ertrinken als einen Erstickungstod gedacht, der, wenn auch nicht immer so schändlich wie der Tod am Galgen, doch sicher ebenso schrecklich in seinem Wesen sein mußte.

Von Theophrastus Eresius (372—287 a. C. n.) ist folgendes Fragment bewahrt (Opera Tom. II, p. 472, edit. Dan. Heinsii): *πνιγεται γαϱ η πνιγομενῳ ὅμοιος εστιν ὅ μη δυναμενος αναπνειν.* „Derjenige, der nicht atmen kann, erstickt oder befindet sich im Erstickungszustand.‟

Nach der Meinung der Alten verläßt beim Sterben die Seele mit dem letzten Atemzug den Körper.

Wie sich die Alten den gegenseitigen Zusammenhang zwischen Seele und Körper dachten, findet man wundervoll beschrieben bei Flavius Josephus[1]) (Ed. B. Niese, Berolini 1894, de bello Judaico Cap. II, VIII, 11 [154]), wo er zeigt, wie groß die Übereinstimmung ist zwischen der Ansicht der jüdischen

---

[1]) Flavius Josephus wurde 37 n. Chr. in Jerusalem geboren. Beim Ausbruche des Aufstandes der Juden gegen die Römer verteidigte er als jüdischer General die Festung Jotapata gegen Vespasian, wurde gefangen, gewann aber bleibend die Gunst Vespasians, als er diesem prophezeite, er werde Kaiser werden. Nach der Zerstörung Jerusalems und des heiligen Tempels a° 70 ging er mit Titus nach Rom und schrieb in griechischer Sprache eine Geschichte des jüdischen Volkes und des jüdischen Krieges und andere für die Juden apologetische Schriften.

Sekte der Essäer und der der Griechen über diese Frage und über die Unsterblichkeit der Seele. Er sagt:

Καὶ γὰρ ερρωται παρ̕ αυτοις ἤδε ἡ δοξα, φθαρτα μεν ειναι τα σωματα και την ὕλην ου μονιμον αυτων, τας δε ψυχας αθανατους αει διαμενειν, και συμπλεκεσθαι μεν εκ του λεπτοτατου φοιτωσας αιθερος ὥσπερ εἰρκταις τοις σωμασιν ιυγγι τινι φυσικῇ κατασπωμενας, επειδαν δε ανεθωσι των κατα σαρκα δεσμων, οἷα δη μακρας δουλειας απηλλαγμενας τοτε χαιρειν και μετεωρους φερεσθαι, d. h.:

„Denn diese Meinung herrscht unter ihnen, daß der Körper sterblich und sein Urstoff vergänglich ist, daß aber die Seele unsterblich ist und ewig besteht, und daß sie, die aus der subtilsten Luft entstanden ist und durch eine unwiderstehliche Anlockung der Natur herabgezogen ist, in den Körper gleichsam wie in ein Gefängnis eingesperrt wird; daß sie aber, sobald die Fesseln, die sie mit dem Körper [verknüpften] gelöst sind, darum daß sie jetzt von schwerer Sklaverei befreit ist, frohlockt und emporschwebt.“

Bei dem Gehenkten jedoch kann der Lebensgeist nicht durch die zugeschnürte Kehle entweichen, sondern geht, nach gewaltiger Perturbation, in der Erstickung in Blut und Säften unter.

Kommt das Pneuma irgendwo in den Säften des Körpers zum Vorschein, dann hat augenscheinlich die Perturbation schon stattgefunden, und es ist vergebens, dem Gehenkten Hilfe zu leisten: *Των απαγχομενων και καταλυομενων μηδεπω δε τεθνηκοτων ουκ αναφερονται οἷσιν αν αφρος περι το στομα ῃ* (Hippocr. Aphor. II, 43): Von den losgeschnittenen Gehenkten, die noch nicht tot sind, werden (diejenigen) nicht zum Bewußtsein gebracht, denen der Schaum (schon) auf dem Munde steht.

Denn dieser Schaum findet seinen Ursprung nicht in der ausgeatmeten Luft, weil ja die Kehle zugeschnürt ist; das Pneuma ist offenbar schon in die Säfte hineingedrungen. Nichts kann dem Gehenkten mehr helfen, er ist rettungslos verloren.

Um nun von den Gehenkten zu den Ertrunkenen zu gelangen, brauchen wir nicht in schlauer Weise den Text zu fälschen und *καταλυομενων* durch *καταδυομενων* zu ersetzen, sondern wir müssen einfach achtgeben auf das große Ansehen des Galenus und auf dessen Meinung über den Schluckmechanismus.

Galenus[1]) hat die Ansicht einiger vor ihm lebenden Medici und Philosophen bestritten, als würde beim Schlucken der Larynx durch Muskelwirkung gegen die Epiglottis hinaufgezogen. Er dagegen behauptet, daß der fallende Speisebrocken die Epiglottis zeitweise hinunterdrückt und also das Vestibulum laryngis abschließt. Bis auf heute hört man die falsche Ansicht auch von denjenigen, von denen man besseres erwarten würde.

Man braucht doch nur den Finger auf den Adamsapfel zu legen und dann zu schlucken, um zu fühlen, daß die Larynx beim Schlucken wohl hinaufgezogen wird. Wie groß ist das Ansehen des Hippokrates und des Galenus Jahrhunderte hindurch gewesen!

Beim Ertrunkenen nun wird, nach Galenus, die Epiglottis durch das herbeiströmende Wasser abgeschlossen und bleibt durch dessen Gewicht zugedrückt. Ebensowenig wie beim Gehenkten kann also hier der Atem entweichen. Auch der Ertrunkene ist ein μη δυναμενος αναπνειν. Erstickungstod in beiden Fällen. Will man sich in das Schreckliche dieses Todes ganz hineindenken, so vertiefe man sich in die Vorstellung der Alten. Hören wir Hippokrates[2]) in seinem Lobgesang auf das Pneuma (Tract. de vent. III):

Mensch und Tier brauchen dreierlei Nahrung: Essen, Trinken, aber vor allem Pneuma, im Körper Φυσαι, außerhalb desselben αηρ genannt. Tagelang kann man ohne Essen und Trinken leben, aber ohne Pneuma lebt niemand. Wie groß ist seine Macht! Der Wind ist ein Strom von Aër, er entwurzelt Bäume und schleudert schwere Schiffe auf der bewegten See herum. Der Raum zwischen Himmel und Erde ist mit Pneuma ausgefüllt und der Lauf von Sonne, Mond und Sternen wird von ihm beherrscht. Denn es gibt dem Feuer Nahrung, und ohne Pneuma besteht das Feuer nicht. Also auch die Sonne nicht. Und wovon würden die Fische im Meere leben, wäre nicht das Pneuma da? Wie groß ist sein Einfluß auf Mensch und Tier! Auch die Krankheiten kommen mit verderblichen Luftströmungen. Die Aër ist die Causa prima der Krankheiten, alles

---

[1]) Claudius Galenus wurde geboren in Pergamus im Jahre 131 n. Chr. und starb um 200 wahrscheinlich in Rom, wo er längere Zeit lebte.

[2]) Hippokrates, der „Vater der Heilkunde“, geboren auf der Insel Kos, lebte 460—377 a. C. n.

Übrige ist nur konkomitierend. Namentlich Wetterwechsel bringt Krankheit mit sich. (Hipp. Aph. III, 1.)

In diesem Zusammenhange achte man auch auf Plinius (23—79 n. Chr.), der bemerkt, daß die Pestilenzen nur in den Sommermonaten kommen und fast immer von Osten nach Westen gehen: „Qua in re observatum a meridianis partibus ad occasum solis pestilentiam semper ire nec unquam aliter fere, non hieme, nec ut ternos excedat menses" (Nat. Hist. VII, 51).

Wenden wir uns nun zum Erstickungstod zurück. Wie schrecklich wäre es, wenn die Seele des Menschen nach dem Tode nicht entweichen könnte, sondern nach starker Peturbation untergehen müßte! So gewaltig ist ihr Andrang im Blute, daß man bei Ertrunkenen (Galenus de decret. Plat. atque Hippocr. II, c. 5) Zerreißung der Adern und infolgedessen Blutsturz im Gehirn findet.

Auch bei den Römern sehen wir einen innigen Zusammenhang zwischen Seele und Atem (Animus und Anima); auch bei ihnen verläßt die Seele den Körper mit dem letzten Atemzug.

Jüdische Rabbiner behaupten im Talmud, daß die Seele sich ebenso schwer von dem Körper trenne, als „ein Schiffskabel oder ein Prellkissen durch die Kehle geht". Auch hier also ein übereinstimmender Gedankengang. Der Tod am Galgen war wohl der schlimmste Tod, den man jemand erleiden lassen konnte, ebenso schlimm wie Ertränken und lebendig Begraben. Eine Schmach blieb dieser Tod bis in späte Zeiten. Es war das Recht des Edelmanns, wie schuldig er auch sein mochte, durch das Schwert zu sterben.[1])

Furchtbar war also als Erstickungstod der Tod durch Ertrinken, man sei schuldig oder nicht. Mit Recht durfte man

---

[1]) Bis in unsere Zeit herrscht unter den Mohammedanern die Meinung, daß der Tod am Galgen der Seele nicht erlaubt, den Körper durch die Kehle zu verlassen und ins Paradies emporzusteigen. Im Anfang des Kampfes um Tripolis haben die Italiener Hunderte gefangene, des Verrats angeklagte Araber füsiliert, ohne den Feind zu erschrecken. Um besser zu diesem Zweck zu gelangen, haben sie dann fortan die Verurteilten an den Galgen gehängt, um ihnen auf diese Weise nicht nur das Leben, sondern auch die Hoffnung auf die Freuden des Paradieses zu nehmen.

die Götter bitten, einem das zu ersparen. Als Aeneas (Verg. Aeneis I, 93) dem Schicksal Trojas entkommen, von einem Sturm mit dem Untergang bedroht wird, seufzt er tief auf: „Ingemit“ und nennt diejenigen dreifach glücklich (o terque quaterque beati), denen es vergönnt wurde, vor Troja den Heldentod zu sterben.

Nicht den Tod fürchtet er, sondern den unseligen Tod durch Erstickung.

Wurde ein Schiff vom Sturm bedroht, dann dachte man sofort an Rache der Götter, an ein Verbrechen, das gebüßt werden mußte (Jona 1 : 7).

Der Beruf des Seemannes zeugt von der größten Kühnheit bis zum Unerlaubten: „Audax omnia perpeti Gens humana ruit per vetitum nefas“ (Hor. Carm. III, 25—26).

Das Fahren auf dem Meere war ein notwendiges Übel.

Wer Loblieder auf das Meer genießen will, der braucht kein Griechisch oder Latein zu lernen: frustra sudabit.

Ertrinken ist also erstickt werden. Xenophon wendet πνιγεσϑαι für beide Begriffe an. Galenus gebraucht in seiner Erklärung von Hipp. Aph. II πνιγεσϑαι (ersticken) und απαγχεσϑαι (gehenkt werden) durcheinander.

Es schien mir notwendig, diese Vorstellung der Alten von dem Tode durch Submersion deutlich zu machen:

1. um zu erklären, weshalb bei ihnen fast nicht von Ertrunkenen als solchen gesprochen wird,

2. um eine richtige Einsicht in die Mittel zu gewinnen, welche von ihnen angewandt wurden, um Erstickte ins Leben zurückzurufen.

Jetzt sind wir zu einer näheren Erklärung dieses zweiten Punktes gelangt.

Paulus Aegineta de re medica III, c. 27, sagt: *Των δε απαγχομενων, οἱς μεν αφρος ηδη περι το στομα, μη εγχειρειν Ἱπποκρατει πειϑομενως.* (Den Gehenkten, denen der Schaum schon auf dem Munde steht, muß man, nach Hippokrates, nicht zu Hilfe kommen.) *Των δε αλλων ανακλησις γινεται οξου εγχυσει και πεπερεως η κνιδης καρπου εν οξει τριφϑεντος δριμυτατῳ.* (Die andern werden ins Leben zurückgebracht, indem man ihnen Essig mit Pfeffer oder Brennesselsamen, feingerieben in sehr scharfem Essig, eingießt.) *Εργωδως δε παραδεχονται αλλα* χρη βιαζεσθαι. (Schlecht halten sie es bei sich, aber man muß sie zwingen.) Διαλυομενων δε των περι τον τραχηλον ερυθηματων, ευθυς αναβλεπωσι και ανιωνται.[1]) (Verschwindet nun am Halse die Röte, dann öffnen sie bald die Augen und leben auf.) Ὁμοιως δε και επι των ναυαγων και ὁλως των εκπνιγομενων. (So muß man auch [verfahren] mit Schiffbrüchigen und im allgemeinen mit Erstickten.) Αναζωπυρειται γαρ τουτων το θερμον. (Angeblasen wird ihr Lebensfunken.)

Aetius (Tetrab. II 4, c. 49) hat offenbar aus derselben Quelle geschöpft wie Paulus von Aegina.

Er sagt: Ανακαλουνται ενιοτε οἱ απαγχομενοι οξους εγχεομενου τω στοματι μετα πεπερεως η κνιδης σπερματος (Zum Bewußtsein zurückgebracht werden bisweilen die Gehenkten, indem man ihnen Essig in den Mund gießt mit Pfeffer oder Brennesselsamen.) Ισχυρως δε ου κατεχονται, αλλα βιαζεσθαι δει και εγχειν τω στοματι, και ερεθιζειν προς εμμετον. (Gut halten sie es nicht bei sich, aber man muß sie zwingen, und es in den Mund gießen und sie reizen, bis sie sich erbrechen.) Λυομενων δε των περι τον τραχηλον ερυθηματων ευθυς αναβλεπουσι και ανιωνται. (Verschwindet aber am Halse die Röte, dann öffnen sie bald die Augen und leben wieder auf.) Παραπλησιως δε δει ανακαλεισθαι και τους απο των ναυαγιων ει γε σωζεται ετι προσω αυτοις ἡ αναπνοη (So auch muß man die Schiffbrüchigen erwecken, wenn wenigstens die Möglichkeit zum Wiederaufatmen noch da ist.)

Wahrscheinlich ist Theophrastus Eresius ihr Gewährsmann gewesen, wie sich deutlich ergibt aus Oribasius Lib. VIII, c. 57, de submersis, e Theophrasto (c. f. Kühn, de causa mortis hominum aqua submersorum. Lipsiae 1778).

Es ist bemerkenswert, daß Joannes Baptista Rasarius in seiner auch von Kühn zu Rate gezogenen lateinischen Übersetzung des Oribasius liest: Dissolutis vero colli impedimentis

----

[1]) Ανιαομαι kann nach den Grammaticis (abgesehen vom V. dep. ανιαομαι mit aktiver Bedeutung) nur mit „gequält oder geplagt werden" übersetzt werden. Eine weniger gebräuchliche Form ανιαω für ανιαινω = wieder warm werden = wieder aufleben, würde hier vielleicht aushelfen können? Wenn der Erstickte, dank der ersten Hilfe, so weit kommt, daß er wieder die Augen öffnet, da bezweckt und erwartet man ein weiteres Aufleben, nicht ein Gequältwerden.

statim respiciunt atque anguntur (ανιωνται) d. h.: Sobald die Atemhemmung am Halse aufgehoben ist, schlagen sie die Augen auf und werden gequält. Damit kann gemeint sein: Sobald die Schnur am Halse losgemacht ist, aber auch und besser: Sobald die Atemhemmung am Halse aufgehoben ist, schlagen sie die Augen auf und werden traurig, unpäßlich. Unter Dissolutis impedimentis colli kann, wenn damit nicht der Strick, sondern die innere Druckverengung gemeint wird, als Hemmung für das Atmen (und letzteres scheint mir am wahrscheinlichsten) dasselbe verstanden werden wie unter λυομενων δε των περι τον τραχηλον ερυθηματων; letzteres bezeichnet dann mehr dasjenige, was äußerlich von der Verengung zu sehen war. Auch von unserem modernen Standpunkt betrachtet, kann das Verschwinden der roten Streifen am Halse als ein günstiges Zeichen gelten, wobei weitere Zeichen des Auflebens erwartet werden dürfen.

Aus dem Vorhergehenden sehen wir, daß die angewandte Hilfe bezweckte, dem im Erstickungstod sich befindenden Lebensgeist zu Hilfe zu kommen und ihn durch Eingießung von stark reizenden Mitteln aufzuwecken. Aber auch das Reizen der oberen Luftwege wurde angewandt, indem man scharfe Stoffe in die Nase blies. Aetius (Tetrab. IV, Serm. I, c. 84, in M. S. in der Bibliothek in Leipzig c. f. Kühn l. c.) empfiehlt dies an erster Stelle:

Τοις δε απαγχομενοις ετι και εμπνεουσι πταρμικον ταις ρισι προσαγομενον βοηθει και φλεβοτομια απ᾽ αγκωνος. (Den Gehenkten, die noch leben, hilft ein in die Nase geblasenes Niesmittel und Venensection im Ellbogen.) *Ποτιζε δε και πεπερι συν οξει και οξυκρατω, και εμειν αναγκαζε.* (Lasse sie auch trinken Pfeffer mit sehr scharfem Essig und zwinge sie, sich zu erbrechen.) *Τοις δε προσθλιβεισι τοποις τον τραχηλον ὑδρελαιον θερμον προσαγειν, η ανηθον θερμον, η στεαρχηνειον, και εριοις μαλακοις καταλαμβανειν τον τραχηλον και θαλπειν.* (Auf die zusammengekniffenen Teile des Halses müßt ihr warme Ölumschläge legen oder warmen Anis oder Gänsefett und mit weicher Wolle den Hals einwickeln, um ihn zu erwärmen.)

Weiter sagt Aetius (Tetrab. II, 4, c. 49): *Επι τουτων δε προτερον χρη επι κεφαλης κρεμωντας βιαζεσθαι απεμειν το καταποθεν ὑδωρ, ερεθιζοντας μεν πτεροις η δακτυλοις, τη δε επιθεσει*

των χειρων εξωθεν βοηθουντας τω της γαστρος τονω. (Außerdem
soll man zuerst [die Erstickten] mit dem Kopfe nach unten
aufhängen und sie zwingen, das eingeschluckte Wasser aus-
zuspeien, indem man sie mit einer Feder oder mit dem Finger
reizt und von außen her mittels Drückens mit den Händen der
Spannung des Bauches zur Hilfe kommt [d. h. die Spannung
erleichtert].) Es scheint mir deutlich, aus dem *καταποθεν ὑδωρ*,
daß man hier unter Erstickten keine Gehenkten zu verstehen hat,
sondern Ertrunkene.

Bereits zeigte ich, daß die Alten sich vorstellten, daß das
Wasser von dem Ertrunkenen wohl in den Verdauungskanal
hinuntergeschluckt wurde, nicht aber in die Lungen drang,
dank der geschlossenen Epiglottis. Das Eingießen von stark
reizenden Stoffen schien dadurch auch ungefährlich, die Luftwege waren ja geschlossen.

Wir verstehen jetzt, weshalb man den Patienten auf den
Kopf stellte, nämlich um den Magen von dem Wasser zu be-
freien, wozu das Drücken auf den Magen und das Reizen zum
Vomieren nicht wenig beitrug.

Für die Atmungsorgane beschränkt sich die erste Hilfe
auf den Zwang, den man auf die verengte Stelle (oder bei dem
Ertrunkenen auf die Epiglottis) ausübt, damit sie sich öffne,
was man zu erreichen suchte, indem man mit stark reizenden
Mitteln die Atmungswege reizte und Niesen erweckte. Das
Erwärmen der zugeschnürten Stelle konnte auch etwas zur
Aufhebung der Hemmung beitragen. Bei der Behandlung von
Erstickten richteten sich die Alten also in erster Linie nach der
Indicatio causalis: dem Befreien und dem Erwecken des Pneumas.

Die Entfernung des eingeschluckten Wassers kam erst an
zweiter Stelle. Gleichfalls das Erwärmen oder Abkühlen des
Körpers, je nach den Umständen, wobei ohne Zweifel Hippocratis Aph. II, 51 zu Rate gezogen wurde, wo es heißt: Erwärmen oder Abkühlen, Füllen oder Leeren usw. viel und
schnell, ist gefährlich, denn alles, was exzessiv ist, ist der
Natur zuwider, aber was allmählich geschieht, ist ohne Gefahr.

Galenus schafft Rat bei verschiedenen Fällen von Bewußt-
losigkeit. Bei solchen, die durch Durchlauf, Uterusfluß, Hämor-
rhoidalbluten und andere Evakuationen verursacht sind, muß

man die Magengegend reiben, den Patienten sich erbrechen lassen mittels des Fingers oder einer Feder, Ligaturen legen um Arme und Beine. Bei einer durch Überfluß von Flüssigkeiten (Säften) entstandenen Ohnmacht muß man die Glieder reiben, sie erwärmen und unterbinden. Bei einer durch Hitze entstandenen Ohnmacht (Sonnenstich, Baden) abkühlen, mit kaltem Wasser besprengen, den Magen reiben.

Bei einer durch Abkühlung entstandenen Ohnmacht auf alle Weise erwärmen, reiben und am Feuer erwärmen, Wein mit heißem Wasser zu trinken geben.

Mit dem letzten Rate des Galenus müssen wir uns jetzt beschäftigen. Wein mit heißem Wasser zu trinken zu geben, wird hier als nützlich empfohlen, um den abgekühlten Körper zu erwärmen. Hier also kein Pfeffer und Essig.

Das Eingießen von scharfem Essig mit feingeriebenem Pfeffer und Brennesselsamen diente nicht zur Erwärmung des Körpers, sondern, wie das Niesenmachen, zur Erweckung des Lebensatems. Bei dem Gehenkten wurde, wie wir sahen, nur der Hals erwärmt.

Die Abkühlung bei zu großer Erhitzung, die Erwärmung bei Abkühlung, geschah ganz nach der Lehre des Hippokrates (Tractat. de ventis): „Wer am besten die Art der Krankheit erkennt, kann am besten ein Gegenmittel geben. Nahrung stillt den Hunger, Wasser stillt den Durst, Ruhe stillt die Ermattung,“ mit einem Worte: Contraria contrariis curantur.

Vorenthalten von dem, was zu viel ist, und geben von dem, was mangelt, das ist die ganze Kunst.

Beim Ertrunkenen wird man also wahrscheinlich öfter Erwärmung angewandt haben, aber nicht aus Indicatio causalis.

Kühn, der behauptet (l. c.), daß die Alten als Ursache des Todes den Verlust des Calor innatus annahmen, der durch Erwärmung, durch heiße Getränke usw. erweckt werden sollte, verkennt den Zweck der Reizmittel und erklärt das Aufdenkopfstellen des Ertrunkenen falsch, wo er annimmt, daß in dieser Weise der Calor innatus, der hauptsächlich im Bauche wurzelt, in die Brust getrieben wird und außerdem das Diaphragma bis zur Kontraktion gereizt wird. Er irrt sich nicht weniger als der Groninger Arzt Gummerus, der in seiner Dissertation, Groningen (Holland) im Jahre 1761 behauptet, daß die Alten der Meinung waren, als würden beim Ertrunkenen alle Körperhöhlen sich mit Wasser füllen, sodaß einige Teile zerrissen, andre in ihrer Funktion gehemmt oder völlig gehindert würden.

Kühn erklärt hier, trotz seiner offenbar gründlichen Kenntnisse der griechischen und lateinischen Sprachen, die antiken Schriftsteller schließlich um kein Haar besser als Gummerus, dem er nicht gerade freundlich vorwirft, daß er sich nicht schäme, die Alten schlecht zu interpretieren aus Furcht, man könne ihn nicht für einen „hospes ac peregrinus" auf dem Gebiet des Griechischen halten. Kein Wunder also, daß Kühn nicht versteht, weshalb Galenus die Vorschrift des Archigenes: Pix cum Nitro in Aqua trinken zu lassen, tadelt:

Πισσαν δε μεθ' ὑδατος και νιτρου ποτιζειν, ουτε τινα θέασαμενος αλλον ουτε τῳ λογῳ ποδηγουμενος απεσχομην.

Wenden wir uns jetzt wieder zu den Vorschriften des Galenus zurück.

Das Unterbinden der Glieder — etwas ganz andres als das, was wir bei Autotransfusion zu tun pflegen — kann nur mit der Absicht geschehen sein, das Pneuma zu verhindern, weiter im Körper vorzudringen. Ob Hippokrates nicht zu weit geht, wenn er annimmt, daß alle Hilfe vergebens ist, sobald das Pneuma sich in den Säften um den Mund zeigt, wird von Galenus angezweifelt: Comment. Galeni ad Hipp. Aph. II, 40: „Ενιοι γε μην εν τῳ σπανιῳ των απαγχομενων απηνεγκαν, αφρου ηδη φανεντος περι το στομα. (Einige haben einmal einen Gehenkten ins Leben zurückgebracht, obgleich ihm der Schaum schon um den Mund kam.) Galenus ist in dieser Hinsicht weniger entschieden als Hippokrates, sonst aber ist er ganz mit ihm einverstanden. Wir sahen schon, daß Aetius auch Aderlaß empfahl (φλεβοτομια απ' αγκωνος).

Auch Galenus wendet gerne Aderlaß an und gibt Vesicatoria auf die Beine, um die Humores aus dem Kopfe in die Beine zu führen. Dies paßt ganz zu der Vorstellung, daß bei dem Ertrunkenen die Adern im Kopfe zersprangen und zerrissen und also der Tod eintrat durch Apoplexia sanguinea, offenbar wieder infolge des Pneumaandrangs während der Perturbation durch Erstickung.

In der Bibel wird über Ertrunkene nichts berichtet. Die Juden sind niemals, wie ihre phönizischen Nachbarn, eine seefahrende Nation gewesen. Man findet zwar im alten Testament auch Furcht vor dem Meere, aber außerdem eine tiefe Bewunderung des Schöpfers. Es klingt wie ein Lobgesang auf das Meer, wenn der Psalmist (Ps. 107, 23) singt: „Die mit Schiffen auf dem Meere fahren, Handel treiben auf den großen Wässern, die sehen die Werke des Herrn und seine Wunderwerke in der Tiefe."

Die heidnische Furcht, als sollte die Seele im Ertrunkenen ersticken und untergehen, ist hier nirgends ausgesprochen.

Die Seele hat ihren Sitz im Blute (Gen. 9, 3; Levit. 17, 14; 1 Sam. 14; Acta Apost. 15, 19 uns.), aber auch dem Atem des Menschen wird eine höhere Bedeutung zuerkannt, conf. Genesis 2, 7; Daniel 5, 23. Lebensatem und Leben sind hier eins. Durch Gottes Atem ist der Mensch zu einer lebenden Seele gemacht worden: 1 Cor. 15, 47. Es wäre kein Wunder, wenn man schon in alten Zeiten versucht hätte, das entfliehende Leben des Scheintoten zu wenden und zu stärken durch den eigenen, durch die Nase oder den Mund eingeblasenen Atem. 2 Kön. 4 und 1 Kön. 17 erinnern daran.

In den Schriften der Griechen und Römer findet man, soweit mir bekannt ist, nichts über das Einblasen des Atems, auch nicht in Fällen von langwierigem Scheintode, wovon ihnen aber viele Beispiele sehr gut bekannt waren. Plutarch nennt eben „$\dot{v}\sigma\tau\varepsilon\varrho\sigma\pi\sigma\tau\mu\sigma\nu\varsigma$" solche Leute, die schon für tot gehalten wurden, aber wieder auflebten mit einem aufgeschobenen Tode buchstäblich ($\dot{v}\sigma\tau\varepsilon\varrho\sigma\nu$ = zuerst darauf oder nachher und $\pi\sigma\tau\mu\sigma\varsigma$ = der Zufall, der Tod). Plinius zitiert einige bekannte Beispiele vom Aufleben aus dem Scheintode (Nat. Hist. VII, 52): Aviola consularis in rogo revixit et, quoniam subveniri non potuerat praevalente flamma, vivus crematus est. (Der Konsul Aviola lebte wieder auf auf dem Scheiterhaufen und, da man ihm nicht helfen konnte wegen des Wütens der Flammen, ist er lebendig verbrannt.) Similis causa in L. Lamia praetorio viro traditur. (Dasselbe, sagt man, fand statt mit dem Praetor L. Lamia.) Haec est conditio mortalium. (So geht es uns Sterblichen.)

Ad has et ejusmodi occasiones fortunae gignimur, ut de homine ne morti quidem debeat credi. (Soweit ist es in der Tat mit unsrem Menschenschicksal gekommen, daß man sogar dem Tode nicht trauen darf.)

Es lag nicht auf Plinius' Wege, über die Behandlung beim Scheintode zu sprechen. Auch war er nicht der Mann, sich darum zu kümmern: Natura immo (Nat. Hist. VII, 51) nihil hominibus brevitate vitae praestitit melius. (Die Natur hat den Menschen ja nichts Besseres gegeben als die Kürze ihres Lebens.) Weshalb sollte man versuchen, ihn aus seiner mors repentina, quae summa est vitae felicitas (l. c. Cap. 52) zurückzuführen?

Galenus erwähnt die απνοια ὑστεριχη anläßlich der von Heraclides von Pontus beschriebenen απνους Ἡρακλειδου, die ganz wie tot niederlag, nur die Wärme um ihre Mitte war nicht ganz verschwunden. Die Ärzte hielten ihr Stückchen abgezupfter Leinwand unter die Nase, andere setzten ihr eine Schale mit Wasser auf den Magen. Puls und Atem waren unwahrnehmbar.

Galenus vergleicht diesen Zustand mit dem Winterschlaf der Tiere. Diese scheinen dabei auch den Thorax gar nicht zu bewegen, nicht zu atmen. Galenus' Ansicht über das Atmen an und für sich war sehr richtig. Er kannte die Tatsache, daß die Lungen der Ausdehnung des Brustkastens passiv folgen und daß diese Ausdehnung durch die Kontraktion des Diaphragmas, der Intercostales externi und der Muskeln, die von dem Halse und den Schultern zum Thorax gehen, stattfindet. Auch wußte er, daß das Ausatmen durch das Zusammenfallen (καταϑεσις) der Teile und die Kontraktion der intercostales interni geschieht.

Über den innigen Zusammenhang, den Galenus zwischen Atmung und Herzwirkung legte, wollen wir hier nicht sprechen, das würde uns zu weit führen. Es mag genügen, zu konstatieren, daß bei ihm Ausdehnung des Brustkastens Ansaugung von dem Blute aus dem Herzen nach den Lungen, Ausdehnung der Herzhöhlen in Diastole, Ansaugung der Aër aus den Luftwegen nach dem linken Herzen bedeutete. Totaler Mangel an Kenntnis über die Kapillargefäße war der Grund, daß Galenus sich keine richtige Vorstellung von dem Blutumlauf machen konnte.

Oribasius (325—400 p. C. n.) hat noch ein Mittel angegeben, um zu unterscheiden, ob ein Bewußtloser tot ist oder nicht.

In Lib. VIII (transl. J. B. Rasarii, Parisiis 1555, pag. 128) Quid agendum cum (in his, qui elleborum sumpserunt) et vox et sensus amittitur, sagt er: „si vocis et sensus privatio perseveret, vestimentum aliquod admodum firmum extendemus et ex duabus partibus tenendum juvenibus robustis (et aliis qui contra sese sint constituti) ac jubebimus ut ipsum vestimentum sublime e terra extendant, tum in eo reclinabimus hominem [suffocatum] ac quandoque in sublime tollemus, eodem etiam vestimentum circumvertemus: quandoque vero in latus utrumque devolvemus, aliis id latus, quod prope eos sit, attollentibus, aliis vero deprimentibus. Ac tunc quidem scire convenit, nisi homo his quassationibus et commotionibus a sensus privatione non sublevetur, eum non esse praeterea sensum recuperaturum."

Oribasius läßt also den Bewußtlosen in einem Laken, das an beiden Seiten von jungen, gleich starken Männern gehalten wird, schütteln und rollen, und läßt die Männer dabei abwechselnd heben und senken. Gibt der Scheintote während dieses Schüttelns und Hin- und Herwerfens kein einziges Lebenszeichen, so darf man annehmen, daß es um ihn geschehen ist.

Ein derartiges Schaukeln und Schütteln hat man später auch bei Ertrunkenen als Behandlungsmethode angewendet, in der Erwartung, daß in dieser Weise das sich in den Körperhöhlen befindende Wasser (vgl. die falsche Erklärung des Galenus u. a. von Gummerus auf Seite 584) hinausgetrieben werden würde. Keineswegs aber war dies die Ansicht des Oribasius, der das heroische Mittel nur empfahl, um bei Vergiftung (mit helleborus) eventuell den Tod konstatieren zu können.

Wenn wir obenstehendes kurz zusammenfassen, glauben wir wohl gezeigt zu haben, daß die Behandlung beim Scheintod durch Erstickung bei den Anhängern des Hippokrates und des Galenus vor allem in dem Erwecken und Befreien des Pneumas bestand, indem man scharfen Essig mit Pfeffer usw. in den Mund goß, Niespulver in die Nase blies, und die zugekniffenen Luftwege, den Hals, erwärmte; sodann in dem Unterbinden der Glieder, um Ausdehnung des Pneumas vorzubeugen. Venensection im Ellbogen und Vesicatoria an den Beinen hatten den Zweck, die durch das herandringende Pneuma erweckte Spannung im Blute, wodurch die Adern in dem Gehirn zerreißen konnten, zu verringern und die Säfte abzuführen.

Das Austreiben des eingeschluckten Wassers, das ja nur in den Magen und nicht in die Lungen kommen konnte, kam erst an zweiter Stelle und geschah, indem man den Patienten auf den Kopf stellte, ihn auf den Magen drückte und indem man ihm den Finger oder eine Feder in die Kehle führte, um ihn zum Vomieren zu bewegen.

Das Erwecken der Körperwärme durch Reiben und durch Trinken von heißen Getränken (Wein mit heißem Wasser) spielte gleichfalls eine untergeordnete Rolle, war aber nach der Hippokratisch-Galenischen Ansicht im allgemeinen mehr angebracht bei Ertrunkenen als bei auf andere Weise Erstickten.

2. Abschnitt.

Von Galenus bis zur Mitte des 19. Jahrhunderts.

Ars longa, vita brevis, occasio fugax,
experimentum periculosum, ratio difficilis.

Hippocratis Aph. I.

Es ist eine sehr große Epoche aus der Geschichte der Rettung von Ertrunkenen, über die wir jetzt reden wollen. Aber sie schließt sich im großen und ganzen dem an, was im 1. Abschnitt behandelt worden ist. Wir werden sehen, daß man sich erst am Ende des 18. Jahrhunderts, wenn auch nicht ganz von der Vorstellung über den Tod durch Ertrinken, zu befreien suchte, die man sich bis dahin — und zwar in verschiedener Weise — aus den Werken des Hippokrates und des Galenus gebildet hatte, so doch sicher von der darin empfohlenen Behandlungsweise.

Im allgemeinen war das Interesse an dem Schicksal der Ertrunkenen und an der Möglichkeit, sie wieder ins Leben zurückzubringen, geschweige das Mitleid mit den armen Menschen, im Mittelalter sehr gering. Hatte man Ursache an ein Verbrechen oder an Selbstmord zu denken, dann hütete man sich wohl, irgendwelche Hilfe zu leisten, bevor die Justizbehörde an Ort und Stelle angekommen war. Nicht selten war die Obrigkeit in der Tat schuld daran, daß Ertrunkene oft ganz ihrem Schicksal überlassen wurden.

Wer sich für diesen Gesichtspunkt der Sache interessiert, schlage Mynlieff im Janus[1]) auf, oder, wenn er holländisch versteht, die ausführliche Abhandlung von J. A. Kool. (Geschiedkundige beschouwing van de Maatschappy tot redding van drenkelingen te Amsterdam. Amsterdam 1854.)

Die Laien waren, trotz Galenus, durch alle Zeiten hindurch der Meinung, daß ein Ertrunkener notwendig voll Wasser sein

---

[1]) Janus, Archives internationales pour l'histoire de la Médecine etc. S. 876. 1909.

mußte. Ihre erste Hilfe bestand daher in dem Aufheben bei den Füßen, dem in allerlei Weisen Schütteln von dem Ertrunkenen, dem Wälzen über eine Tonne. Weder Aetius noch Oribasius konnten sie auf den Gedanken an die beiden ersten Hilfsmittel gebracht haben. Vielleicht verdankten sie Bacchus das dritte Mittel. Wie dem auch sei: das Wasser war nun einmal ir dem Ertrunkenen und sollte auch wieder heraus. So lesen wir ib den „Ordonnances de la ville de Lille concernant les noyés, 1740":

„Il peut pourtant arriver qu'il ait trop bû et pour savoir s'il est dans ce cas, et s'il y est, pour lui faire rendre l'eau, on le fait entrer dans un tonneau ouvert par les deux bouts, qu'on roule pendant quelque temps en différens sens" und weiter: „On ne laissera pas le noyé tranquille dans son lit, on l'y agitera de cent façons différentes; on l'y tournera et retournera; on le soulevera et on le laissera retomber et on le secouera en le tenant entre ses bras." (C. f. Mynlieff, Eerste Hulp by Ongelukken, S. 15.)

Sogar solche Ertrunkenen, die noch nicht ganz ohnmächtig waren, wurden oft in einer roheren Weise behandelt, als gerade notwendig war, so daß sie oft noch viele Tage nachher das Gefühl hatten, gerädert zu sein.

Noch bis in unsere Tage ist die Erinnerung an diese rohe Behandlungsweise bei unsrem Volke lebendig erhalten, trotz der oft wiederholten Warnungen der verschiedenen Rettungsgesellschaften. Bei den Medizinern haben diese Methoden niemals Aufnahme gefunden. Schlagen wir bloß einen auf: Petrus Borellus, den medicus regius Castrensis. In seinem Buche: „Historiar. et observat. rarior. medicophysic." cent. II, Lipsiae 1670, Seite 110, da, wo er handelt über: „In aqua fere suffocati curatio" sagt er:

Non immerito verus medicus ille dicitur, qui cito et jucunde curat; mora enim multos ante tempus ad orcum praecipitavit. Nobilis dominus de S. P. licet sub aquis submersus diu remansisset et tandem repertus pro mortuo habitus fuisset, ad vitam revocatus fuit, diuque in posterum vixit, admotis cordi

Mit Recht nennt man denjenigen den wahren Arzt, der schnell und gut hilft, denn Zögern hat manchen zu früh ins Grab gebracht. Der Edelmann de S. P., der lange Zeit unter Wasser gewesen sein soll und als man ihn endlich gefunden hatte, für tot gehalten worden war, wurde ins Leben panis assi micis aqua vitae calida imbutis idque saepe renovando, reliquis vero partibus frictionibus rubefactis, idque in lecto calido.

zurückgerufen und hat noch lange Zeit nachher gelebt, weil man ihm Stücke mit heißem Branntwein getränkten trockenen Brotes auf die Herzgegend gelegt hatte, die dann oft von neuem ersetzt wurden, während der weitere Körper in einem (vorher) erwärmten Bette gerieben wurde, bis er rot war.

Borellus (l. c. Seite 114) will, und darin folgt er Hippokrates, Scheintote nicht begraben lassen, bevor Verwesung eingetreten ist.

Suffocatio a musti vaporibus. „Existimo autem cum Donato cerebrum eorum potius quam cor laesum fuisse. Si quis ergo ad tales aegros invisendos vocetur aqua frigida eos aspergi curet, ut vaporum ferocia mitigetur.

„Mit Donatus bin ich der Meinung, daß das Gehirn derer, die durch giftige Dünste erstickt worden sind, eher verletzt wird als das Herz. Wenn daher jemand zu solchen Patienten gerufen wird, so lasse er sie mit kaltem Wasser benetzen, um die Bösartigkeit der Dünste zu lindern.

Diu serventur insepulti jussu Hippocratis, plures enim, licet vivi, pro mortuis sepulti fuerunt, cum suffocati fuissent tum aqua, tum apoplexia, tum epilepsia, praecipue mulieres uteri suffocatione prolapsae.

Lange müssen sie unbestattet bleiben, wie Hippokrates uns gelehrt hat, denn viele sind scheintot begraben worden, die erstickt schienen durch Ertrinken, durch Apoplexie, durch Epilepsie, namentlich auch Frauen durch Suffocatio Uteri.

Sciat praeterea lector, eos ad vitam raro revocari posse, quibus spuma circa os collata fuerit, ex Hippocr. aph. 43 sect. 2, regulam tamen non perpetuo veram fuisse et Galenus et Christoph. Avega asserverunt.“

Der Leser wisse außerdem aus Hippokrates Aph. 43, daß diejenigen nur selten ins Leben zurückgerufen werden können, denen der Schaum auf dem Munde steht; daß diese Regel aber nicht immer richtig ist, das haben sowohl Galenus wie Cristoph Avega versichert.“

Wir sehen hier ein schönes Beispiel von dem großen Ansehen des Hippokrates und von dem Ruhme seines 43. Aphorismus, wovon ich im ersten Abschnitt ausführlich gesprochen habe. Doch las man Hippokrates nicht ohne Kritik, wie wir bei Galenus und Avega sehen. Auch Borellus wagt einen Versuch, dem Vater der Medizin den Rang abzulaufen, was ich hier, der Merkwürdigkeit wegen, folgen lasse (Borell. l. c. S. 288). Mulier ambidextra.

Dixit Hippocrates, mulieres ambidextras non fieri, sed tamen mulierem ambidextram vidi, quod ostendit nullam esse absque exceptione regulam, omnesque Aphorismos Hippocratis non semper veros esse.

Hippokrates hat gesagt, daß es keine ambidextre Frauen gibt; doch habe ich eine ambidextre Frau gesehen. Dies beweist, daß es keine Regel ohne Ausnahme gibt, und daß alle Aphorismen des Hippokrates nicht immer stimmen.

Zwar hat sich die Lehre des Hippokrates über den Erstickungstod viele Jahrhunderte hindurch behauptet, aber seine Lehre über das Pneuma und die von Galenus und andern empfohlenen Mittel, dieses zu befreien, sind mit der abergläubischen Furcht vor der Art des Erstickungstodes vergessen worden, während künftig allerlei Mittel angewandt werden, den Bewußtlosen ins Leben zurückzurufen. Borellus nennt hier schon Massage, ein erwärmtes Bett und — sogar an erster Stelle — das Legen von oft zu erfrischendem, mit heißem Branntwein getränktem Brote auf die Herzgegend.

Mit heißem Branntwein getränktes Brot, auch wohl ein Flanellappen mit heißem Branntwein wird hier und da, wenigstens in Holland, auch jetzt noch wohl als Hausmittel gebraucht, um Beklemmung auf der Brust zu heilen.

Ein in mehr als einer Hinsicht interessanter Rettungsfall, sowohl wegen der hohen Person, der er gilt, als wegen der lebhaften Schilderung, die der Betreffende selbst von seinem Unfall und seiner Rettung gegeben hat, findet man u. a in extenso im „Eigen Haard", 1875, S. 399.

Am 6. Januar 1665 brach eine Fallbrücke, die „Tolbrug", in Franeker (Friesland) gerade in dem Augenblicke entzwei, als Prinz Johann Moritz von Nassau, „der Brasilier" genannt, ein Enkel des

Joan des Alten, mit seinem Gefolge hinüberritt. Das Pferd hatte die beiden Voıderfüße schon auf der Straße und blieb einen Augenblick hängen, bevor es rückwärts mit seinem Reiter hinstürzte, zwischen fünf schon im Wasser zappelnde Edle und Pferde. Als diese alle im Trockenen waren und zuletzt auch das Pferd, unter dem der Prinz lag, herausgezogen werden konnte, lag das linke Bein des Prinzen obenan und dabei griff ihn sofort der Jägermeister, so daß die, eine Kette bildenden Helfenden, letzteren mit dem Prinzen an der schräg im Wasseı liegenden Brücke hinaufziehen konnten.

„Sy hebben dan uyt yver om My te redden, My soo haıd aanghegrepen ende getrocken, dat bijna (dewyl myne kleederen seer swaer van't Water ende Slyck waeren) alle Leeden, als eenes gepynigden, uyt malkanderen waeren. Soo haest ick op het Landt quam, viel Ick op myn knien ende danckte mynen Godt voor de genaedhige Bewaeringhe. Die verre af stonden, schreeuwden: „Hy kan niet staen, zyn Rugh is ghebroocken." Dus ben Ick in 't naeste Huys gebracht, ghedrooght, ten Aeder ghelaten ende te Bedde ghebracht. Ende is te verwonderen, dat Ick geen Water in 't Lyf noch door de Ooren, noch Mondt of Neuse ghekregen hebbe."

Sie haben mich dann, in ihrem Eifer mich zu retten, so fest gegriffen und gezogen, daß fast alle meine Glieder wie die eines Gefolterten auseinandergezogen waren (weil meine Kleider durch das Wasser und den Schlamm sehr schwer waren). Sobald ich ans Land kam, fiel ich in die Knie und dankte meinem Gotte für die gnädige Erhaltung. Die weiter Stehenden schrien: „Er kann nicht stehen, er hat sich den Rücken zerbrochen." Daher wurde ich ins nächste Haus getragen, getrocknet, zur Ader gelassen und ins Bett gelegt. Und es darf ein Wunder heißen, daß ich kein Wasser in den Körper, weder durch die Ohren, noch durch den Mund oder die Nase bekommen habe.

Dieser Fürst war damals 61 Jahre alt. Er war ein tapferer und umsichtiger Krieger und hat u. a. Maastricht heldenmütig und mit gutem Erfolge gegen den berüchtigten Pappenheim verteidigt. Später behauptete er die Macht der westindischen Kompagnie als Gouverneur in Brasilien. Auch pflanzte er die holländische Fahne an der afrikanischen Küste auf. Geboren in Dillenburg 1604, starb er 1679 in Cleve, wo er begraben liegt.

Der auch im vorhergehenden Falle zum Ausdruck gebrachten herrschenden Laienansicht, daß ein Ertrunkener voll Wasser läuft und daß dieses an erster Stelle entfernt werden muß, widersetzte sich T. Plater (1536—1614) in seiner Centur. quaest. paradox. et eudoxar. 9, 55: Eos, qui aquis immersi moriuntur, non quod aquam afatim et nimium bibant, ut vulgo creditur, sed quia suffocantur, extingui probatur.“ (Es ist deutlich, daß Ertrunkene nicht sterben, weil sie fortwährend und schließlich zu viel Wasser schlucken, wie allgemein geglaubt wird, sondern weil sie ersticken.) Er verteidigte also die Ansicht des Galenus, die im Laufe der Zeit bekämpft und verteidigt wurde von Borellus 1680, Camerarius 1683, Waldschmied 1686. Becker behauptete in seiner „Dissertatio de submersorum morte sine pota aqua“ im Jahre 1704 die Lehre des Galenus, indem er den Tod auf Suffocatio durch Zuschnüren der Kehle und Hinunterdrücken der Epiglottis, zurückführte. Er hatte Ertrunkene seziert und an Hunden experimentiert.

Auch Boerhave ist der Meinung, daß das Wasser nicht in die Luftwege dringt: „Constat homines hosce perire ob defectum respirationis et sanguinem stagnantem. (Es steht fest, daß diese Menschen sterben durch Mangel an Atem und Stillstand des Blutes.) Docuere certa experimenta nihil aquae transire in pulmones ob naturalem instinctum et glottidis angustiam.“ (Unzweideutige Experimente haben gelehrt, daß kein Wasser in die Lungen dringt, wegen reflektorischer Glottisverengung. Er nimmt also offenbar einen reflektorischen Stillstand der Atmung mit Glottisverengung an.

A. von Haller, 1755, fand im Magen manchmal Wasser, manchmal auch nicht. Er fand, daß in den Lungen bei offner Stimmritze das Wasser verschwunden war (hat er an Resorption gedacht?), indem es nur einen schaumartigen Schlamm zurückgelassen hatte. Die Lungen waren rot gefärbt und ihrer Elastizität beraubt, die Gefäße waren offenbar in ihrer Ausdehnung gehemmt. Der Tod war also erfolgt durch Zirkulationsstörung und Herzlähmung. Er fand bei zwei Hunden nach Submersion keinen Unterschied zwischen dem Blute der Venae cavae und dem der Venae pulmonales, aber die Lunge war, wie oben beschrieben.

Im Jahre 1769 empfahl aber Isnard in einem von der Académie in Besançon gekrönten Preisausschreiben, die Brust vom

Wasser zu befreien, den Körper zu erwärmen und die Zirkulation wieder herzustellen.

Noch immer keine Einigkeit also über die Frage, ob Wasser in die Lunge tritt oder nicht. An Resorption schien niemand zu denken, höchstens ein Einzelner, wie der große von Haller. Eine Übersicht von der Fortdauer dieser Streitfrage kann man, außer bei Cool l. c. in der lateinischen Dissertation von A. Vitringa Coulon (Groningen 1821): „De submersis" finden. Er selbst fand bei der Sektion einer ertrunkenen Frau kein Wasser in den Lungen, auch nicht im Magen: „In foemine submersa, quam ipse dissecui, nec in pulmonibus nec in ventriculo aqua aderat." Die Alten meinten mit Unrecht, daß bei Ertrunkenen immer Wasser im Magen sei: „Veteres credebant semper aquam apud submersos in ventriculo contineri. Interim illud non semper locum habere iam plures observarunt."

Walter (de apopl. et morb. perit.) fand bei Ertrunkenen das Blut in sehr flüssigem Zustande und die Adern mit ihm überfüllt, was nicht der Fall ist bei Leichen, die ins Wasser geworfen worden sind. Gewöhnlich sah man, daß bei Ertrunkenen die Venae, namentlich die Venae cavae und die des Bauches, mit Blut überfüllt waren, wie auch das rechte Herz: „Si homo vivus in aquam proiicitur et periit in undis, videbimus sanguinem liquidissimum, ex vena secta, ut aqua, fluidum copiosumque effluere, hominis autem interfecti et tunc in aquam praecipitati tarde et minime copiosum ex vena secta effluere. Plerique invenerunt venas cavas, mesentericas et reliquas valde distentas et sanguine plenas. Vulgo quoque cor dextrum valde sanguine erat obrutum."

Florman (Nordd. Arch. Tom. I) fand bei Versuchstieren, daß das Herz, namentlich das rechte, nach Submersion lange reizbar und kontraktiell blieb, oft wohl eine ganze Stunde: „In animalibus submersis cor adhuc aliquamdiu vim irritabilem servare (detexit) maxime autem in auricula et ventriculo dextro quae partes diu imo per horam contractiones suas continuabant."

Hebenstreit (Anthropol. Forensis, S. 488) läßt die Ertrunkenen in inspiratione sterben; das zusammengezogene Diaphragma schwellt den Bauch und läßt die Magengegend hervortreten. Becker u. a. haben dies experimentell bestätigt: „Qui submerguntur (dixit H. et multi adfirmaverunt) in aquis inspirando moriuntur; ergo abdomen propter diaphragma contractum tumet et ventriculus prominet: quod signum Beckerus experimentis stabilivit.‘‘

Bei diesem letzten tiefen Einatmen stellte man sich mit Boerhave (vgl. die oben zitierte Stelle) nicht länger vor, daß die Epiglottis hinuntergedrückt wurde, wie Galenus lehrte, sondern daß ein reflektorischer (ob naturalem instinctum, Boerhave) Glottiskrampf eintrat, um das Hineinströmen des Wassers zu verhindern: ut spasmodica contractione rimae glottidis haec arceatur.‘‘

Das Überfülltsein der Venae des Gehirns und des Kopfes, infolgedessen von vornherein (vgl. Kap. 1) der Tod durch Apoplexia cerebri befürchtet und gegen welchen Aderlaß angewandt wurde, wurde jetzt einfach erklärt aus der allgemeinen Gefäßüberfüllung der Körperadern. Es ist genug verwunderlich, daß man nicht an Resorption des eingedrungenen Wassers gedacht hat.

Die alte Lehre des Galenus, daß der Ertrunkene bei geschlossener Epiglottis erstickt, hatte doch auch noch immer ihre Anhänger. So finden wir in Antony Schrage (Verhandeling over de drenkelingen, Amsterdam 1773) den reinsten Galenus redivivus: ,,Ein Ertrunkener ist ein Erstickter. Je stärker er ist, um so stärker erstickt er. Je mehr er hustet bei dem Zudrücken der Epiglottis durch den Druck des Wassers, je mehr Luftblasen also hinaufgestiegen sind, desto mehr werden die Lungen verengt sein.‘‘ Aber Schrage ist klüger als Galenus: er sieht Gelegenheit den Erstickten zu ,,entsticken‘‘: ,,Qui bene distinguit — sagt er — bene docet.‘‘ Ist der Kehldeckel durch Druck von oben geschlossen, so wird er ihn durch Druck von unten herauf öffnen. Schrages ,,Handgriff zum Entsticken‘‘ ist sehr einfach: Zuerst wickelt er den Bauch fest ein, um in dieser Weise das Diaphragma hinaufzutreiben. Dann schnürt er auch die Brust kräftig zusammen, und endlich preßt er die Luftröhre von dem Jugulum nach dem Kehlkopf aus. In dieser Weise wird die Epiglottis geöffnet und der Ertrunkene leicht ,,entstickt‘‘, so daß das Atmen wieder aufs neue anfangen kann. Ein lauter, Schrei ins Ohr kann dabei gute Dienste erweisen, wie sich ihm bei einer alten Frau zeigte. Wo alle andern Mittel schon vergebens angewandt worden, da war die ,,Entstickungsmethode‘‘ noch oft probatum. Man erstaunt über ihre praktischen Resultate. Sehr vernünftig sind in der Tat Schrages Worte über die falschen Methoden der Alten (er meint des Volkes): „Man hängte den Ertrunkenen an den Füßen auf, man wälzte ihn über eine Tonne, man folterte ihn in jämmerlicher Weise: den glücklichen Ausgang schrieb man den Mitteln zu, den unglücklichen einem zu langen Zustande des Ertrunkenseins (Submersion). Ruhig dürfen wir diese vernünftigen Worte auf seine eignen Resultate anwenden. Sie haben aber auch noch Gültigkeit für unsre Zeit. Jede Methode hat, wie schlecht und verwerflich sie auch sein mag, in der Praxis genützt, in Fällen, wo, nach ihren Erfindern und Lobrednern, nichts mehr helfen konnte. Unwillkürlich muß ich hier wohl denken an die glänzenden Rettungen, die in unsern Tagen durch die neuesten Methoden der künstlichen Atmung gelungen sein sollen.

Wer hörte jemals aus der Praxis unheilvolle Resultate von der Anwendung gefährlicher Methoden, die nach dem Tode konstatiert wurden? Manchmal muß ohne Zweifel der Tod durch unvernünftige erste Hilfe verursacht sein, aber davon hört man niemals etwas. Welch eine große Bedeutung wird dagegen oft einem Erfolg in der Praxis zugeschrieben, der vielleicht durch gefährliche Mittel nur scheinbar errungen ist!

Darf ich hier einmal einige alten Beispiele geben, die wohl niemals von modernen Menschenrettern übertrumpft werden? Dr. A. Lentfrinck teilt in „het Geneesk. Tydschrift Rotterdam", 1769, S. 313-336 folgendes mit, das er dem „Journal des scavans", Jan. 1749, entnahm: Der Arzt Rigandeaux wurde den 8. Sept. 1745 in die Nähe von Douay gerufen, um die Gattin des François Dumont zu entbinden. Als er morgens um halb neun ankam, war die Frau schon zwei Stunden tot, gewaschen und im Totenhemd. Alle seine Bemühungen, sie ins Leben zurückzurufen, waren vergebens. Er fand das Ostium Uteri sehr weit, zerbrach die Fruchtblase, machte Version und Extraktion von einem scheinbar toten Kinde. Er gab dies den Frauen mit dem Rate, es zu erwärmen und mit Branntwein zu waschen und ging dann fort, um beim Dorfpriester zu Mittag zu essen. Drei Stunden später kam man, ihm zu sagen, daß das Kind noch lebe, und eine Viertelstunde nach seiner Ankunft schrie es laut. Dadurch ermutigt, wandte er noch einmal Versuche bei der Mutter an, aber wieder vergebens. Er gab darauf den Rat, sie im Bette liegen zu lassen, ihr Gesicht mit eau de la reine zu waschen, ihr in die Hände zu klopfen und, solange die Glieder noch nicht starr waren, damit fortzufahren. Nachmittags halb vier kam auch die Mutter wieder zur Besinnung, die aber nachher lahm, stumm und taub geblieben ist.

Ach so, wird man sagen, also eine Hysterica, das kennen wir schon!

Wohlan, aufmerksamer Leser, dann werde ich jetzt den folgenden wirklich geschehenen und gut verbürgten Fall erzählen, wo Wiederauflebung folgte, nachdem sogar Arteriotomie kein Blut mehr aufspritzen ließ:

M. Pia[1]) erzählt uns ausführlich nachstehende Geschichte (T. III, S. 179): den 7. Sept. 1766 nachmittags um 2 Uhr wurde Patrick Redmondt, ein kräftiger Mann von 33 Jahren, wegen Straßenraubes gehenkt. Als er 29 Minuten gehangen hatte, wurde die Schnur abgeschnitten, und die Sheriffs gingen nach Hause. Die dabei befindlichen Mediziner, die verabredet hatten, einmal zu untersuchen, was man mit den besten und sogleich herbeigeschafften Hilfsmitteln erreichen konnte, machten sich, sobald die Sheriffs fortgegangen waren, an die Arbeit.

M. Gloven eröffnete die Vena temp. und die Vena jugularis, aber es kam kein Blut. Man rieb mit Reizmitteln und setzte ein Tabaksklistier. Zwei Stunden fuhr man in dieser Weise fort. Aus der geöffneten Art. temp. spritzte kein Blut. Gloven machte darauf Tracheotomie und insufflierte durch eine Kanüle. Nach 20 Minuten fing das Blut aus der Art. temp. zu spritzen an, bald mit so großer Kraft, daß man einen Druckverband mit einer Münze als Tampon auflegen mußte. Abends um 7 Uhr zählte man 40 schwache Pulsschläge in der Minute, und der Patient schlug die Augen auf. Indessen war er auf einem Wagen nach dem $1^1/_2$ Meilen weiter gelegenen Glasbreen transportiert worden, da das Gerücht ging, daß die Justiz ihn wieder zurückholen wollte. Am nächsten Tage erholte er sich dermaßen, daß er die Flucht ergreifen konnte.

---

[1]) Détail des succès de l'établissement de la ville de Paris en faveur des personnes noyées. Paris 1786.

Wenn man mich nun fragt: ist es wohl ganz sicher, daß die Arteria temporalis eröffnet wurde, hat man nicht vielleicht die Vena gemeint? dann antworte ich: Ist es wohl ganz sicher, daß es um die in unserer Zeit geretteten Patienten in der Tat so schlecht stand wie die enthusiastischen Retter später vielleicht sich selbst eingeredet haben? Jedenfalls spricht vieles dafür, daß in der Tat die Arteria geöffnet wurde. Man sah hier Sachverständige versammelt, die darauf aus waren, die Kunst auf einen gehenkten Verbrecher anzuwenden, an dem doch nichts verloren war. Und gerade in jener Zeit wurde das Eröffnen einer Schlagader empfohlen, um zu untersuchen, ob ein Erstickter tot war oder nicht. Gerade die Art. temp. wurde zu diesem Zwecke vorgeschlagen.

In der obengenannten „Geneeskundig Tydschrift" von Dr. A. Lentfrinck findet man die Antwort des Herrn Dr. N. van Wyk de Vos auf ein Preisausschreiben über das Thema, wie man mit Gewißheit bei Ertrunkenen den Tod konstatieren kann. Das einzige, das er mit einem großen Schwall von Worten zu sagen wußte, war, daß bei dem Sterben das Auge bricht, trübe und weich wird. Dr. Lentfrinck erteilt ihm, als einzigem Einsender, den Preis, aber weist nun selbst darauf, daß es noch wohl andre erprobte Mittel gibt wie z. B. das Erstarren der Glieder, das Fehlen des Blutes in den Schlagadern (was man durch Arteriotomie zeigen kann) und das Offenstehen des Anus. Das letzte Symptom hält er aber an und für sich für ungenügend, da auch bei einer Ohnmacht der Sphincter ani schlaff wird.

Auf diese Erscheinung hatte in der Tat schon Galenus aufmerksam gemacht. Im Schlafe sind Muskeltonus, Gefühl und Reizbarkeit nicht verschwunden, nur geringer geworden. Galenus ist selbst, im Schlafe, wohl einmal ein Stadium träumend gegangen. Manche schlafen, indem sie sitzen (Kutschern auf dem Bocke passiert das öfter). Fällt der Unterkiefer wie bei einem Leichnam hinunter, dann hält Hippokrates dies für ein schlimmes Zeichen für den Patienten. Weshalb halten im Schlafe die Sphincter Wache? Nur während des tiefen Schlafes von Betrunkenen und in der Ohnmacht geschieht dies nicht mehr.

Ein offner Anus ist also kein Zeichen des Todes, wohl aber einer schweren Besinnungslosigkeit.

Auf die Laien hat das Symptom des offnen Anus den größten

Eindruck gemacht. War es anwesend oder vielmehr wurde es konstatiert, und es gelang noch, den Patienten am Leben zu erhalten, so konnte die Medaille oder die Prämie nicht ausbleiben. Daher wird in den Registern und Tabellen der Rettungsgesellschaften diese Erscheinung fast allgemein konstatiert.

Dr. Unzer (c. f. N. T. v. G. 1910, II, 2203), 1727—1799, ein bekannter Arzt aus Hamburg, schließt sich auch dem Galenus, dessen Vorschriften für erste Hilfe er neben den neuern noch immer anwendet, eng an. Er sagt, daß Ertrunkene durch Erstickung sterben, ebenso wie die Erhängten und Erwürgten, denn man findet Wasser weder in der Brust noch im Magen. Aber da sie gewöhnlich mit einem großen Schrecken ins Wasser fallen, und dabei die Luft sehr tief in die Lungen einatmen, die unter dem Wasser augenblicklich durch Spasmus glottidis geschlossen werden, so daß die Luft nicht entweichen kann, findet man bei Ertrunkenen gewöhnlich eine geschwollene Brust und einen geschwollenen Bauch. Sie fallen aber beide wieder zusammen, sobald die Luft Gelegenheit hat sich aus den Lungen zu befreien, und da die Schwellung die Ursache des Stillstandes des Herzens und des Blutumlaufes war, so ist der Ertrunkene, sobald er von dieser eingeschlossenen Luft befreit wird, wieder imstande zu atmen, wenn er nur in irgendeiner Weise gereizt wird, so daß die Lebensbewegungen wieder in Gang kommen. Man drücke zu diesem Zwecke den Unterleib mit geölten Händen leise in die Richtung der Brust, reize die Kehle mit einer Feder und die Nase mit Nieswurz, und versuche den Patienten zum Vomieren zu bringen. Weiter empfiehlt er allgemeine Erwärmung usw.

Das Ersticken der Ertrunkenen in inspiratione, das, wie man meinte, von Hebenstreit, Becker, Unzer u. a. konstatiert worden war, hat ohne Zweifel vieles zu der wiederholten Anwendung von Tabaksrauch als Lavement beigetragen.

Gaubius, ein Schüler Boerhaves, lobte das Tabaksklistier bei starker Konstipation, bei einem eingeklemmten Bruche, bei einer Kolik und beim Scheintode.

De Haen[1]), der Leibarzt von Maria Theresia, wendete das Mittel mehr als 200 Male an und sah niemals schädliche Folgen.

---

[1]) Abhandlung über die Art des Todes der Ertrunkenen, Wien 1772.

Er erfand einen kräftig wirkenden Apparat für diese Behandlungsweise (c. f. Pia l. c.). „Uno momento copiam fumi incredibilem eundemque vi ingenti in intestina projicit. Fumus tabaci in ileo, in hernia incarcerata, summas in arte meretur laudes.‟

Wenn wir nicht schon wüßten, daß de Haen ein Holländer war, so würden wir es aus diesen beiden lateinischen Sätzen fast entnehmen können.

Ich vermute, daß die Anwendung des Tabaksklistiers bei Ertrunkenen aus Frankreich zu uns gekommen ist. Schon 1740 erschien in Paris ein „Avis, concernant les personnes noyées, qui paraissent mortes et qui, ne l'étant pas, peuvent recevoir des secours pour être rappelées à la vie.‟ In den Jahren 1759, 1769 und 1772 wurde auf dieses Stück wiederholt aufs neue die allgemeine Aufmerksamkeit gelenkt. Die Verfasser verurteilen das Aufhängen an den Füßen und das Wälzen über eine Tonne, aber empfehlen: Reiben mit warmen Tüchern, erwärmen, das Einblasen von Luft in die Lungen, Tabaksklistiere, das Reizen von Nase und Kehle, Venensektion der Vena jugularis. Alles, was man zu dieser Behandlung brauchte, gehörte in einen Rettungskasten.

Wie die Tabakspfeife für Lavemente allmählich vervollkommnet wurde, kann man in einem illustrierten Artikel von Dr. C. J. Mynlieff, im Janus 1909, S. 876, finden. Auch findet man hier eine Abbildung von einem Blasebalg mit einer Blase zum Einblasen des Sauerstoffes und die Beschreibung von dem Inhalte eines Hilfskastens, darin u. a. die Pince-mamelon von Josat, um den etwaigen Tod zu konstatieren, indem man in die Mamma kneift und dabei achtgibt, ob das Gesicht vielleicht auch schmerzlich reagiert.

Laien vollzogen wohl einmal ein Tabaksklistier mit einer gewöhnlichen Tabakspfeife: „Der Pariser Arzt Thomas sah in Prag einmal eine ertrunkene Frau, die man, im alten Volksirrtum, daß sie voll Wasser sein müsse, gerade an den Füßen aufhängen wollte, als ein Soldat vorüberging, der eine Pfeife rauchte und behauptete, die Frau wohl wieder ins Leben zurückbringen zu können. Er führte ihr die Tabakspfeife wie eine Klistierpfeife ins Fundament und blies ihr den Tabaksrauch in den Körper.

Nachdem er fünfmal geblasen hatte, vernahm man ein Gerumpel im Bauche, die Frau spie Wasser aus und erholte sich in wenigen Augenblicken." (N. T. v. G. 1910, II, 2204.) Dergleichen Wunder der Tabakspfeife findet man auch in der „Historie usw. van de Maatschappy tot redding van drenkelingen, Amsterdam 1768," z. B. S. 24, Teil I.

Wie schnell und ungerecht die während mehrerer Jahre nach zahlreichen Zeugen so sehr gerühmte Methode des Tabaksklistiers in England ein Ende genommen hat, schlage man bei Keith (l. c. S. 13) nach.

John Hunter und Coleman hatten sie aus theoretischen Gründen schon verurteilt, aber Brodie führte sie 1811 plötzlich zu ihrem Ende, indem er zeigte, daß ein Infusum von ein Fünftel Pfund Tabak, das per Rectum in den Körper gebracht wird, eine Katze tötet, vier Fünftel Pfund einen Hund, daß Nikotin ein Herzgift ist. Drei rohe Experimente eines jungen Chirurgen warfen eine vierzigjährige Erfahrung über den Haufen.

Wer in Details gehende Casuistik liebt, dem kann ich die Lektüre von M. Pia l. c. empfehlen. Pia schwärmt für den Gebrauch heißer Asche zur Erwärmung des Ertrunkenen. Ein kleines Gefäß mit Asche, ein Dreifuß und eine Chaudière können bequem in jedem Corps de Garde einen Platz finden. Die Asche wird am besten außerhalb desselben auf den Boden ausgestreut und dann erwärmt durch ein Feuer von hinübergestreutem trocknen Holze (fagots et quelques cotrets). Dreifuß und Chaudière sind dann überflüssig, und der Rauch schadet dem Patienten und den Helfern nicht. Die natürliche Wärme muß wiederhergestellt werden und zwar durch den ganzen Körper hindurch. Sonnenhitze und warme Bäder sind auch schon mit gutem Erfolge angewandt worden.

Bei Pia findet man u. a. eine ausführliche Beschreibung von besonders günstigen Resultaten, die man durch Übergießen des Gesichtes mit kaltem Wasser in einigen Fällen von CO-Vergiftung bekommen hat.

Bei Neapel liegt die Grotta del Cani in der Nähe des Lac Agnano. Man treibt wohl einmal einen Hund an einem Seile in die Grotte, wo das Tier sofort asphyktisch wird; man zieht ihn dann hinaus und wirft ihn in das kalte Wasser des Sees, wodurch er sofort wieder auflebt. Diese Erfahrung, so liest man bei

Pia, hat ohne Zweifel zu der Kaltwasserübergießung von Menschen, die durch Kohlendampf erstickt waren, geführt. Diese Herleitung hat zwar viel Ansprechendes, ist aber nicht notwendig. Wir sahen ja schon im ersten Teile (Seite 9), daß schon Galenus eine Kaltwasserbegießung empfahl. Auch Donatus und Borellus (S. 17) empfahlen sie in Fällen der Erstickung durch giftige Dünste, worin sie offenbar Galenus folgten.

Aus der ausführlichen Kasuistik von Pia will ich nur einen Fall mitteilen: Der Arzt Harmant in Nancy wurde den 23. Dez. 1764, morgens um acht zu einem Koche gerufen, der plötzlich gestorben schien. Dr. H. war nicht zu Hause, so daß man zu einem andern Arzte schickte, der meinte mit Apoplexie zu tun zu haben, Lavemente von Tabak und Coloquint gab und, als nichts zu helfen schien, den Tod konstatierte. Gerade als er, nachmittags um 2 Uhr, fortging, kam Dr. Harmant: Je lui trouvai le visage livide et un peu gonflé, les yeux à demi-ouverts, vifs et saillants, la bouche fermée, les dents serrées, le cou tendu, le ventre très gros; point de pouls ni de respiration." An diesen Merkmalen erkannte ich sogleich die Erstickung durch Kohlendunst und nun erzählte denn auch die Magd, daß sie am vorigen Abend um 11 Uhr, auf Wunsch des Koches, „un brasier de charbons" hineingebracht habe, daß sie ihm heute morgen, als er nicht zur gewöhnlichen Zeit hinuntergekommen sei, habe wecken wollen und ihn dann in einem derartigen Zustande gefunden habe. Ich ließ ihn darauf aus dem Zimmer und nackt in einem Stuhl auf den Hof neben eine Fontäne tragen. Ich warf ihm nun kaltes Wasser aus Gläsern ins Gesicht und forderte die Zuschauer auf, mir zu helfen. Sie taten dies nur mit Widerwillen während einer Stunde. Noch ein letzter kräftiger Versuch und — da hörte man „un petit hoquet". Nun eilten von allen Seiten Zuschauer herbei, unter ihnen MM. les Comtes de Beaufort et de Mailly und viele andere Offiziere. Als man dem Patienten Tabaksrauch in die Nase blies, brachte ihn dies zwar nicht zum Niesen, aber er bewegte doch den Kopf und die Hand ein wenig. Jetzt mit voller Kraft Wasser geworfen! Er schluckt schon öfter. Endlich ein Vomieren wie von schäumendem Seifenwasser. Eine geringe selbständige Bewegung sogar und „quelques cris". Nun zwang man mich, den Patienten kleiden und ins Haus tragen zu lassen, denn es war der kälteste Tag des Jahres.

In der Küche verschlimmerte sich sein Zustand wieder. Deshalb wurden die Fenster weit geöffnet und die Kaltwasserbegießung wieder aufgenommen. Abends um 8 oder 9 Uhr war der Patient endlich so weit, daß er zu Bett gebracht werden konnte. Um halb elf Uhr kam das Bewußtsein zurück. Die Nacht war weiter ruhig. Vier Tage später war der Koch wieder hergestellt und dankte Gott, daß er nicht lebendig begraben worden war.

Jetzt will ich aus Pia (Teil 6, S. 8) nur noch kurz die Vorschriften vom Jahre 1778 „de l'Etablissement de la ville de Paris en faveur des personnes noyées" zitieren:

1. Für frische Luft sorgen.
2. Erwärmen.
3. Massage um: a) die Körperwärme zu erregen,
                     b) die Körpersäfte in Bewegung zu bringen.
4. Reiben des Epigastriums, um das Diaphragma zu reizen.
5. Bei der Massage in Kampferbranntwein getränkte Tücher zu gebrauchen, ist empfehlenswert.
6. Avoir recours aux irritants les plus actifs (l'esprit volatil de sel ammoniac). Einige Tropfen in Nase und Mund hineinbringen.
7. In heiße Asche legen: „On l'enterre, pour ainsi dire, dans les cendres chaudes."
8. Klistier von Tabakinfusum wird für besser gehalten als ein Klistier von Tabaksrauch, weil letzterer die Därme stark aufbläst (der Bauch ist doch schon geschwollen) und das Diaphragma hinaufdrückt, so daß das Atmen und die Zirkulation gehemmt werden.
9. Ein Emeticum verabreichen, sobald der Bewußtlose sich erholt.
10. L'ouverture de l'artère temporale (man vgl. dies mit der abenteuerlichen Geschichte von dem erhängten Straßenräuber auf S. 24) préférable à celle de la veine jugulaire.
11. Hilft dies alles nicht, dann Bronchotomie und Einblasen von Luft durch eine Röhre.

Das schon von Borellus (l. c.) empfohlene Erwärmen des Patienten wurde schon bald zu bestimmten Methoden herausgearbeitet, indem man nämlich die Sonnenhitze, heiße Bäder, warme Asche, erwärmte Kleider gebrauchte, heiße Krüge ins Bett legte und durch ein Herdfeuer das Zimmer erwärmte.

Von vielen aber wurde die sog. natürliche Wärme vor-
gezogen, die man erhielt, indem man den Ertrunkenen zu einer
gesunden Person oder gar zwischen zwei gesunde Personen ins
Bett legte. Diese Methode hatte begeisterte Anhänger. Auch
sie ist nicht neu. König David (s. Könige I) und Kaiser Karl V.
mögen als Beispiele dienen, um zu zeigen, wie verschiedene medici
regii der Meinung waren, daß natürliche Wärme der schwachen
Herzwirkung erschöpfter und alter Personen zugute kommen
mußte.

Eine lebhaft besungene und zugleich lehrhafte Geschichte
über das Lob der natürlichen Wärme wird uns in extenso mit-
geteilt von Van Leersum, Ned. Tydschrift vor Geneeskunde
1910, II, 1544.

Dr. L. Bicker, Stadtarzt in Rotterdam, ein sehr geschätzter
Mediziner und Physiker (er schrieb u. m. über Dampfmaschinen
und Dampfmühlen und wurde im Jahre 1787 hon. Professor
der Medizin und der Physik), war ein großer Anhänger von der
Anwendung natürlicher Wärme bei Ertrunkenen, die er als
,,eins der besten Mittel, um die tierische Wärme und die Lebensfunktionen wieder zu erwecken und das stockende Blut wieder
zu entbinden und flüssig zu machen‘‘, betrachtete. Bicker
machte nun eines Tages mit einer jungen Dame, die er vak-
ziniert hatte (er übte diese Kunst bei mehr als 700 Menschen
aus und verlor keinen einzigen durch den Tod), eine Spazierfahrt.
Die Pferde wurden scheu und rannten in die Schie. Bicker,
der ein ausgezeichneter Schwimmer war, versuchte vergebens
die junge Dame zu erretten, er war schließlich ganz erschöpft
und geriet unter das Wasser. Die Ertrunkenen wurden aber
bald aufgefischt, ins nächste Wirtshaus getragen, vor ein großes
Feuer gelegt, entkleidet, gerieben, klistiert usw. Bicker wurde
außerdem zur Ader gelassen. Er fühlte eine schreckliche Ohnmacht, die Hitze des Feuers beklemmte ihn. Endlich konnte
er sagen: natürliche Wärme! Bickers Tochter Hermina ist
glücklicherweise zugegen.

Sy roept, in blydschap uit- gelaten,	Sie ruft freudig ausgelassen:
Alleen de warmte der Natuur,	,,Nur die Wärme der Natur,

Alleen die warmte sal hem
        baten,
	Nur diese Wärme wird ihm
	        nützen,

Ei, schuift myn Vader ver van 't vuur.	Ei, legt meinen Vater weit vom Feuer."
Met een bekoorlyk maagdenblos	Mit jungfräulichem Erröten
Rukt zy vol drift haar kleeren los,	Reißt sie erregt die Kleider auf,
Den halsdoek werpt ze fier ter zyde,	Das Halstuch wirft sie stolz zur Seite,
Geen kleine schaamte boeit haar meer,	Keine kleinliche Scham hält sie zurück,
Met open boezem stort zy blyde	Mit offner Brust stürzt sie sich froh
Zich op de borst haars Vaders neer.	Auf die Brust ihres Vaters.
Waar is de beitel, waer 't penseel,	Woher nehme ich Meissel, woher Pinsel,
Waar woorden, die dit grootsch tafreel	Woher Worte, die diese großartige Szene
Van kragtige ouderliefde malen?	Kräftiger Kinderliebe malen?
Wie drukt de vreugd' der Dochter uit	Wer erzählt die Freude der Tochter
By 's Vaders ruimer ademhalen,	Bei ihres Vaters tiefem Atmen,
Wie, daar hy de oogen weer ontsluit?	Wer, da er die Augen aufschließt?

Dies alles ist sehr geeignet für ein schönes Gedicht. Man erinnert sich dabei Cimons Tochter, die ihren Vater aus ihren Brüsten nährte. Aber die Rettung hatte offenbar schon stattgefunden, bevor die natürliche Wärme angewandt wurde; die Tochter Bickers war geschickt, sie trat vernünftig auf und gab gut acht:

Men wryft den drenkling 't veege lyf;	Man reibt dem Ertrunkenen den Körper;
De dochter helpt met eigen handen, . . .	Die Tochter hilft mit eignen Händen . . . .
O, zegt ze, houden wy toch aan . . .	Oh, sagt sie, fahren wir doch fort . . .
Alreeds voel ik het harte slaan . . .	Schon fühle ich, wie sein Herz schlägt.

Sie fährt fort zu reiben, solange sie noch hoffen kann und achtet auf die Herzwirkung. Wenn sie diese wieder wahrnehmen kann, der Vater seufzt und nicht nur die Zunge bewegt, sondern auch schon wieder seine Gedanken auf sein Steckenpferd: „natürliche Wärme" konzentrieren kann, dann wäre, würde man sagen, alles in Ordnung und hätte man den Schlußakt mit Recht ersetzen können durch Erwärmung in einem Bette mit Krügen. Diesen Vorfall halte ich aber für lehrhaft und erwähnungswert in mancherlei Hinsicht.

Es ist in der Tat nicht möglich, die reiche Literatur aus dem Ende des 18. Jahrhunderts über unser Thema in extenso zu behandeln. Seit der Gründung der Gesellschaft zur Rettung von Ertrunkenen in Amsterdam im Jahre 1767 zeigt sich ein Geist von menschenfreundlichem Bestreben zur Errettung derer, die von einem Unfall betroffen worden sind.

Kool (l. c.) beweist in der Tat u. a. aus den Briefen des Gaubius 1768, des Vincentini M. D. in Venedig, des A. Johnson 1773, des Pia 1773 usw., daß Amsteıdam das Beispiel gegeben hat. Bald folgten Hamburg, Venedig, Ryssel (Lille), Wien, alle im Jahre 1769; Gotha 1770, Paris 1773 und London 1774. In der letzten Stadt führten Johnsons 1773 herausgegebene Proposals zu der Errichtung deı Royal Humane Society 1774, wobei auch Dr. W. Hawes genannt zu werden verdient (c. f. Arth. Keith: Three Hunterian Lectures, The Lancet 1909).

Berühmte Gelehrte studierten die Erscheinungen und Ursachen des Erstickungstodes und sannen auf Mittel, ihn zu bekämpfen. Noch hatte man sich nicht ganz dem mächtigen Einfluß der Alten entzogen, aber man fing jetzt wenigstens zu experimentieren an und kontrollierte gegenseitig die Resultate. Wohl waren die aus den Experimenten entnommenen Konklusionen manchmal fehlerhaft, aber in unsern Tagen iıt das auch nicht anders. „Artem veram credidi" sagt Borellus — „sed falsos operatores." Er sagt dies übrigens (l. c. S. 189) von der Astrologie und nicht von der Medizin. Experiment und Wahrnehmung können falsch erklärt werden und dadurch eine vorübergehende Verwirrung verursachen.

Aber ihr Wert bleibt, und die wahre Bedeutung wird sich verbunden mit weiteren Experimenten und Observationen, von selbst zeigen.

Ein Bahnbrecher auf dem Gebiet der Asphyktiologie, der neue Zeiten verkündete, war John Hunter. Aus seinen „Proposals for the recovery of persons apparently drowned" (Phil. Tr. Lond. 1776, S. 412—425) zitiere ich zum Teil mit Hunters eignen Worten das Folgende:

„I shall consider an animal, apparently drowned, as not dead; but that only a suspension of the actions of life has taken place."

„I should consider the situation of a person drowned to be similar to that of a person in a trance. In both the action of life is suspended, without the power being destroyed, but a trance is the natural effect of a disposition to have the action of life suspended for a time; but drowning being produced by violence, the suspension will more frequently last for ever, unless the power of life is roused to action by some applications of art."

The power of life exists as long as the living principle, which is „inherent in the blood" exists. The living principle is „that principle, which preserves the body from dissolution with or without action, and is the cause of its actions". Hunter sagt: „Most probably the restoration of breathing is all that is necessary to restore the heart's motion." Er beschreibt dann seinen Versuch mit einem Hunde im Jahre 1755: Die Kanüle eines Blasebalgs wurde in der Trachea befestigt, darauf wurde das Sternum beseitigt, um die Lungen und das Herz aufzudecken. Solange Hunter Luft hineinblies, ging alles gut, sobald er aber damit aufhörte, wurde die Herzwirkung schwächer, das Blut des linken Herzens wurde ebenso dunkel wie das des rechten und das Herz wurde mit Blut überfüllt. Zehnmal wurde dieser Wechsel wiederholt mit Zwischenräumen von 5 bis 8 bis 10 Minuten. Hunter folgert: The heart sympathises immediately with the lungs." Man irrt sich, wenn man meint, daß beim Stillstand des Atems das nach dem Gehirn und nach andern vitalen Teilen strömende ungereinigte Blut die Nerven lähmt und in dieser Weise das Herz zum Stehen bringt. Nein, das Herz reagiert sofort auf

Einblasen von frischer Luft, bevor noch das Sauerstoff enthaltende Blut die vitalen Teile erreicht und wiederhergestellt haben kann.

Für die Behandlung, folgert Hunter weiter, genügt allein das Einblasen von Luft, wenn man wenigstens sofort eingreift. Dauerte aber die Asphyxie wohl eine Stunde, dann ist der innige Zusammenhang zwischen Herz und Lungen aufgehoben. Es ist dann am besten, wenn man mit Alkali volatile, Hirschhorn usw., die mit der eingeblasenen Luft des Blasebalgs vermischt werden, stimuliert. Die Larynx drücke man leise an den Oesophagus, damit keine Luft in den Magen geblasen wird. Den Ertrunkenen allmählich zu erwärmen, hält Hunter für ausgezeichnet. Kälte macht das „living principle" schwächer, aber die „powers of action" bleiben. Wärme allein ist jetzt imstande „to put these powers into action". Wenn es wenigstens allmählich geschieht! Zu große Hitze auf einmal verdirbt das „living principle" und bringt Absterbung mit sich. Bei Tieren ist dies auch nicht anders. Ein erfrorener Aal kann noch lange bei 40^0 F am Leben erhalten werden. Bringt man ihn aber sofort in 60^0 F, dann lebt er wohl einen Augenblick schnell auf, aber stirbt in wenigen Minuten. Setzt man eine Schlange oder eine Eidechse nach langem Winterschlaf der Sonnenhitze aus, dann lebt sie nur auf, um schnell zu sterben: „the degree of heat being increased too suddenly for the proportion of life remaining in the animal." Auch ein Gesunder wird in einem zu heißen Zimmer durch die Beschleunigung der „Actions of life" ohnmächtig.

Stimulantia für den Magen (Hirschhorn, Pfefferminzwasser) dürfen nur mit großer Vorsicht verabreicht werden.

Venaesektion „which weakens the animal principle and lessens life itself, consequently lessens both the powers and disposition to action" hält Hunter für unerlaubt. Emetika und Clysmata verwirft er aus demselben Grunde.

Nach Hunter gehören in den Erste-Hilfekasten: 1. ein Blasebalg mit einer doppelten Röhre, um frische Luft hineinzublasen und verbrauchte Luft abzuführen, 2. ein Magenkatheter zur Einführung der Stimulantia, 3. ein kleiner Blasebalg, um Tabaksrauch lege artis per anum einzublasen.

Im letzten Viertel des 18. Jahrhunderts, in dem wir jetzt mit unsern Gedanken verweilen, hatte indessen die Elektrizität angefangen, die Aufmerksamkeit der Sachverständigen auf sich zu lenken. Bald eroberte sie sich durch den Reiz der Neuheit und des Geheimnisvollen einen Platz unter den geschätztesten Hilfsmitteln auch derjenigen, die sich der Asphyktiologie widmeten.

Wir, die wir fast täglich sehen, wie die Anwendung der vis electrica immer mehr ausgedehnt und verbessert wird, werden uns kaum wundern über den Enthusiasmus, den sie, gleichsam in ihrer Inkubationsperiode, schon sofort zu erregen vermochte. Einer ihrer besten Lobredner aus jener Zeit ist der beıühmte Arzt C. W. Hufeland (De usu vis electricae in asphyxia experimentis illustrato, Goettingae 1783).

Hufeland bezieht sich auf eine große Anzahl gelehrter Zeugen, um zu zeigen, daß man fast alle Krankheiten mit Elektrizität heilen kann: Fisteln, Taenia, Hydrops, Tumoren, Inflammationen, Icterus, Chlorose, Febris intermittens. „Quod mirum est, etiam in lue venerea electrum opem tulisse, testatur Cavallo.“

Darauf beschreibt er den Effekt deı Reizung verschiedener Muskeln im Leichnam. Er selbst hat bei einem Hunde eine ganze Stunde nach dem Tode durch die dünne gespannte Bauchwand hindurch vermikuläre Bewegungen des Darmes erweckt und das Diaphragma zur Kontraktion gebracht, während das Herz schon unempfindlich für Reizungen war.

Hufeland unterscheidet drei Arten von Todesursachen bei Asphyxie:

1. Das überfüllte rechte Herz läßt Zuströmung des Blutes aus den beiden Hohladern nicht länger zu.

2. Da das Ausatmen aufgehört hat, werden die giftigen Stoffe im Blute zurückgehalten, da das Einatmen aufgehört hat, wird dem Blute der sich in der Atmosphäre befindende Stoff, welcher die Lebenskraft nährt, vorenthalten: particulae aliquae noxiae et quasi venenatae in sanguine retinentur, isque pabulo illo vitae, quod aëri atmospherico inest et tam egregiam vim habet vires vitales reficiendi, destituitur.“ In diesen Worten sehen wir einerseits noch den Einfluß des Hippokrates und des Galenus, aber anderseits auch schon den des Lavoisier, der über das Atmen eine ganz neue Theorie zu verkündigen sich bemühte.

3. Wird die wundervolle Harmonie zwischen **Herz** und **Lungen** aufgehoben, dann stellen beide ofort ihre Wirkung ein. **Hufeland** versteht dies zwar selbst nicht so sehr gut, aber es müsse doch wohl so sein, denn kein geringerer als **Hunter** selbst habe es gesagt: ,,Quod etsi tamen intellegere non possim, tamen est opinio magni viri Hunteri (c. f. S. 34) ideoque non vilipendenda."

Von **Phlebotomie** verspricht **Hufeland** sich wenig (teste experientia) gegen Überfüllung des Herzens und der Venae. Denn entweder evakuiert sie wenig oder nichts und nützt somit nichts, oder es kommt wohl Blut, aber dann ist dies ein Beweis, daß das Herz schon wieder wirkt.

Blasebälge wirken, indem sie die Luft in den Lungen erfrischen und das Herz zur Kontraktion reizen.

Elektrizität ist nun offenbar bei Asphycticis das einzig Richtige, da sie die vis vitalis erregt (the living principle von Hunter). Die ,,vis vitalis" geht nicht gleich nach dem Tode aus dem Körper, sondern bleibt noch Stunden, ja sogar Tage lang im Blute und im Herzen, so daß, nach **Haller**, nur durch sie der Blutumlauf in Wirkung bleibt. **Hufeland** singt nun so schön das Lob des Herzens, daß ich nicht umhin kann, sein Gedicht in Prosa hier folgen zu lassen: Ad cor imprimis respiciendum est. (Man achte also an erster Stelle auf das Herz.) Huic enim validissima inest et tenacissima irritabilitas. (Darin liegt die beste und dauerhafteste Reizbarkeit.) Hoc est centrum circulationis et omnis motus in corpore et certissime praecipua vitae animalis sedes, unde reliquae omnes vires et partes pendent. Hoc vigente vita perdurat, quamquam animae vis oppressa sit et torpeat; hoc vero quiescente omnes statim functiones, imo animae vires abolentur. (Dies ist das Zentrum des Kreislaufes und jeder Bewegung, und ohne Zweifel die wichtigste Quelle des Lebens, aus der alle übrigen Kraftäußerungen hervorgehen. Solange es funktioniert, geht das Leben weiter, wie sehr auch die Lebenskraft erdrückt sei und welke; stellt es aber seine Wirkung ein, dann nehmen sofort alle Funktionen, sogar auch die Lebenskraft, ein Ende.) Hoc est primum quod movetur et vivit in foetu, unde ergo melius vitae resuscitationem expectamus?" (Dies ist das erste, das im Fötus sich bewegt und lebt. Woher würden wir denn besser die Wiederauflebung erwarten?)

Wärme hält die vis vitalis rege und erweckt sie, aber sie darf nur gradatim angewandt werden (vgl. das bei Hunter Gesagte, S. 35). Die Elektrizität wirkt nun nicht nur günstig auf das Herz, sondern sie kann auch in vorteilhafter Weise alle bis jetzt empfohlenen Mittel ersetzen: Hautreibungen, Tabaksrauchklistiere, Nervina, Volatilia, Spirituosa usw.

Daß die Anwendung der Elektrizität auf richtigen Prinzipien beruht, genügt Hufeland nicht: dem Experiment muß der Vorrang zuerkannt werden. Er zitiert die positiven Versuche Bernouillis, Bianchis, des Nicolas, Abildgards, sowie die negativen de Haens, dem es nicht gelang, von dreißig im Wasser oder durch eine Schnur erstickten Hunden nur einen durch die Mittel, die bei Ertrunkenen mit gutem Erfolg angewandt sein sollen, ins Leben zurückzubringen.

Von Haller will gerne andre, die glücklicher waren als er, loben, aber auch er hat niemals ein ertrunkenes Tier ins Leben zurückrufen können.

Stolte (Thesis de morte suspensorum, Groningae 1766) sah niemals, daß von irgendeinem ein Hund ins Leben zurückgebracht wurde, nachdem der Puls aus den Schlagadern verschwunden war.

Hufeland hat auch selbst an Hunden und Tauben experimentiert: von je zwei eins wohl und eins nicht elektrisiert nach der Submersion. Es zeigte sich ihm, daß die Elektrizität wohl etwas zustande brachte, da die Reizbarkeit viel länger dauerte als beim Kontrolltier. Aber auch Hufeland konnte keinen einzigen Erfolg melden. Er hatte die Tiere so lange unter Wasser gehalten, daß sie kein Lebenszeichen mehr gaben, variierend zwischen 4 und 10 Minuten, worauf sie dann zuerst abgetrocknet wurden, so daß das Elektrisieren gewöhnlich erst 10 Minuten nach der Submersion anfing.

Wird Hufeland nun folgern, daß die Elektrizität bei dem Erretten von Ertrunkenen wenig Wert hat? Keineswegs. Er folgert lieber, daß der Mensch kein Hund ist und auch keine Taube. Denn die Praxis hat schon den Nutzen der Elektrizität genügend gezeigt.

Er zitiert in der Tat zwei auffallende Beispiele, die er den „Reports of the Royal Humane Society" entnimmt: Ein Mädchen von drei Jahren, das nach einem Fall mit Schädelbruch

45 Minuten ohne Atmung und Puls gewesen war, wurde durch Elektrizität ins Leben zurückgerufen. (Observ. D. Hawes.) Ein Ertrunkener (Observ. D. Lawson), der schon vier Stunden scheintot war, von dem Augenblick an, da er aus dem Wasser heraufgezogen war, brachte es soweit, daß die Arterien wieder zu klopfen anfingen, daß die sofort aber vergebens angewandte Venaesektion Blut fließen ließ, und das Gesicht wieder eine gute Farbe erhielt. Dieser Patient erholte sich aber nicht wieder, er war schon zu weit (das zentrale Nervensystem war unwiderruflich gestört).

„En insignem vis electricae in resuscitanda vita potestatem!" Der Strom sei nicht zu stark, aber auch nicht zu schwach und ist leicht mit Lanius' Elektrometer zu kontrollieren. Er muß durch das bekanntlich noch sehr lange reizbare Diaphragma und durch das Herz gehen und dem Wege de- N. phrenicus (vom Scrobiculum cordis bis an die Halswirbel) folgen. Unausgesetzt und lange muß man damit fortfahren, wenn der Erfolg auf sich warten läßt.

Kontraindikationen gibt es nicht: droht Kongestion nach dem Gehirn, dann kann Venaesektion auf die V. jugularis Apoplexia vorbeugen.

Hufeland empfiehlt daher, summa summarum, bei Ertrunkenen anzuwenden: Elektrizität, Lufteinblasen, allmähliche Erwärmung, und, wenn nötig, auch Venaesektion.

Wir sahen bis jetzt einige in der Tat wissenschaftliche Männer beschäftigt, das Streben der Rettungsgesellschaften zu unterstützen und ihre menschenfreundlichen Bemühungen zu besseren Resultaten zu führen. Dem Experiment erkennen sie, wie gebührend, den Ehrenplatz zu, aber sie vergessen dabei nicht, daß man mit Tieren angestellte Versuche nicht ohne weiteres auch für den Ertrunkenen geltend machen darf. Die Resultate der Versuche stimmten nicht immer mit der in der Praxis erworbenen Erfahrung überein. Diese zogen die Rettungsgesellschaften in erster Linie zu Rate. Register wurden angelegt, in die jeder Rettungsversuch mit den angewandten Methoden und dem gewonnenen Resultat eingetragen wurde.

Wenn man diese Register und Tabellen durchblättert, fühlt man erst recht die Wahrheit von Hippokrates' bekanntem erstem Aphorismus: Ars. longa, vita brevis, occasio fugax, experimentum periculosum, ratio difficilis.

Methoden wurden gelobt, über die wir jetzt staunen, andre (z. B. die der natürlichen Wärme) wurden so allgemein angewandt, daß es unbegreiflich ist, daß selbst die Erinnerung an dieselben nach kaum einem Jahrhundert schon ganz ausgewischt ist.

Bei Kool (l. c.) findet man die „Bekanntmachung" von der „Maatschappy tot redding van drenkelingen te Amsterdam" vom 16. Dez. 1767, in der dem Retter eines Scheintoten sechs Golddukaten oder eine goldne Denkmünze. nach Wahl in Aussicht gestellt wird; auch der inzwischen zu Hilfe gerufene Arzt wird für seine Hilfe reichlich belohnt werden. Als Mittel, den Ertrunkenen wieder ins Leben zurückzuführen, werden empfohlen:

1. Das Tabaksklistier; ist dieses nicht vorhanden, dann muß man nur Luft in den Anus blasen durch eine Pfeife oder eine Messerscheide ohne Spitze.

2. Erwärmung durch: a) warme Kleider der Umstehenden; b) zuvor erwärmte Kleider; c) warme Häute (Schaffelle) oder warme Asche aus Bäckereien, Brauereien oder Fabriken; d) natürliche Wärme zweier gesunder Personen, die sich zu dem Ertrunkenen ins Bett legen; e) reiben mit warmen Tüchern oder mit Salz und heißem Branntwein getränkten Tüchern.

3. Das Riechenlassen von Ammoniak.

4. Das Reizen der Nase und der Kehle durch eine Feder.

5. Das Gießen von Wein in die Kehle, aber erst, wenn der Patient wieder Lebenszeichen von sich gegeben hat.

6. Aderlaß (aus der Arm- oder Kehlkopfader).

7. Das Einblasen von Luft in Nase und Mund, das man für ebenso gut hält als das Einblasen per Anum.

Es ist selbstverständlich, daß die Laien noch mehrere Hilfsmittel hinzugefügt haben.

Aus der tabellarischen Übersicht von den Jahren 1767 bis 1853 von der Gesellschaft zur Rettung von Ertrunkenen in Amsterdam, von S. A. Kool 1854 bearbeitet, habe ich mich bemüht, aus 3000 Fällen die verschiedenen Methoden aufzuzeichnen, durch deren Anwendung gute Erfolge erzielt wurden. Gewöhnlich wurde von den Helfenden der Ernst des Falles konstatiert aus der Unbeweglichkeit des Ertrunkenen, dem Fehlen der Atmung, auch wohl des Pulses, der Unempfindlichkeit der Pupillen und dem Offenstehen des Anus; auch Aufgedunsenheit und blaue oder blasse Farbe des Gesichtes werden erwähnt.

Die angewandte Hilfe bestand aus:

1. „Schicklichen Mitteln." Vorsichtiger kann man sich wohl kaum ausdrücken.

2. Erwärmung und zwar in erster Linie:

a) durch natürliche Wärme. Darunter versteht man immer wieder die Erwärmung durch eine entkleidete Person und zwar am liebsten in einem erwärmten Bette. Ein Kind wird erwärmt von dem entkleideten Vater oder von der Mutter oder gar der Großmutter! Eine 24jährige Frau wurde von einem entkleideten „Menschen" erwärmt. Diese jetzt fast ganz vergessene Erwärmung kommt in den Tabellen jeden Augenblick vor;

b) durch ein mäßig warmes Bad, am liebsten mit „Heizerbranntwein" (Nebenprodukt aus Jenever);

c) Reiben mit Branntwein, mit Salz und Branntwein, auch wohl mit Essig;

d) Bürsten des ganzen Körpers oder bloß der Fußsohlen;

e) heiße Krüge an beiden Seiten des Körpers und an den Füßen (nur ein einziges Mal erwähnt);

f) das Einflößen von heißen Getränken: Kaffee, Bouillon, Kamillentee, Branntwein.

3. Derivantia: Vesicatoria (spanische Fliegen) auf den Beinen, oder, nach Wiederauflebung, auf der Brust, mit schweißtreibenden Mitteln und Venaesektion.

4. Reizen auf reflektorischem Wege:

a) eine Feder, Weinessig, Spir. sal. ammon. oder Niespulver wird in die Nase hineingebracht;

b) Schläge auf den Hintern;

c) das Bürsten der Fußsohlen kann man auch zu dieser Rubrik rechnen;

d) das Einblasen von Tabaksrauch in Nase und Mund!

e) das Eingießen von Liq. anodyn. Hoffmanni, von Branntwein, Jenever, Öl, Milch.

5. Venaesektion (Phlebotomia) entweder sofort, oder später, gegen Blutandrang nach dem Kopfe. Sie wurde von Wundärzten meistens angewandt.

6. Tabaksrauch als sog. Tabaksklistier.

7. Tabaksinfusion als Lavement.

8. Das „Einblasen von Luft", gewöhnlich in den Anus.

9. Stuhlzapfen oder Lavemente. Einige Male wird erwähnt, daß zugleich mit dem endlichen Beibehalten des Lavements, das Blut aus der schon geöffneten Vena reichlich zu fließen anfängt.

10. Brechmittel: 8 g Tartarus emeticus.

11. Wälzen über eine Tonne.

12. Auf den Kopf stellen und schütteln.

Die beiden letzten Mittel werden immer als falsche Hilfe genannt, die leider schon angewandt waren, trotz denen aber es dem Retter dennoch gelang, den Patienten ins Leben zurückzubringen.

13. Das Ausnehmen des Schleimes aus dem Munde durch den eingeführten Finger (l. c. Nr. 187).

14. Aufwärts gerichteter Druck auf die Luftröhre, angewandt den 30. Jan. 1788 (Kool l. c. N. 766), wodurch Nase und Kehle sich von Schlamm und Schleim befreiten.

15. Künstliche Atmung. Diese Methode fand ich zuerst in den Tabellen unter N. 399 mit der Andeutung, daß sie zuerst den 20. Aug. 1779 angewandt worden war. Es steht nicht dabei in welcher Weise. Auch später wird sie wohl einmal erwähnt, aber niemals in welcher Weise.

Man muß sich hier wahrscheinlich vorstellen, daß der herbeigerufene Arzt oder Wundarzt mit dem Blasebalg aus dem Hilfekasten hantierte. Eine allgemeine Anwendung scheint dieses Hilfsmittel fürs erste nicht gefunden zu haben, so daß wir ihre Schilderung ruhig bis auf das dritte und letzte Kapitel verschieben können, das speziell über die künstliche Atmung handeln wird.

Hier darf konstatiert werden, daß wir uns am Ende unsrer zweiten Epoche in einer Periode vollständigen Stillstandes befinden. Zwar machen die Rettungsgesellschaften sich verdient durch das Belohnen der Retter und das treue Verzeichnen ihrer Taten, aber die Kunst selbst bleibt auf dem Standpunkte des Jahres 1767 stehen.

Wenn wir die Bekanntmachung der Amsterdamer Gesellschaft vom 16. Dez. 1767 vergleichen mit der vom 19. Dez. 1850, sehen wir, daß jetzt empfohlen wird, einem neu erfundenen Blasebalg als Tabaksklistier einen Platz im Hilfskasten zu geben, aber dieses Instrument wurde schon im Jahre 1776 von John Hunter empfohlen. Fürs übrige — oder vielmehr mit Inbegriff dieser alten Neuigkeit — blieb alles beim Alten. Ausgenommen in einer Hinsicht. Wir sehen nämlich, daß im Jahre 1850 bei der Massage, als wäre es nur von untergeordneter Wichtigkeit, empfohlen wird: „Während der Reibungen drücke man leise und mit Zwischenräumen abwechselnd Brust und Bauch, um das natürliche Atmen nachzuahmen." Der Begriff ist noch unklar und die Vorstellung falsch: denn sowohl der Druck auf die Brust als der Druck auf den Bauch bedeutet Ausatmung; aber jedenfalls ist der Gedanke, die Atemholung des Patienten kunstmäßig zu erwecken, vorhanden. Dieses Thema, das auch in unsrer Zeit noch so besonders aktuell ist, bleibt für das dritte und letzte Kapitel vorbehalten.

3. Abschnitt.

Von der Mitte des 19. Jahrhunderts bis auf die Gegenwart.

Künstliche Atmung.

Ad cor imprimis respiciendum est.
Hoc vigente vita perdurat.

Hufeland.

Schon im vorigen Kapitel haben wir gesehen, wie eine Methode, wie die des Tabaksklistiers, nachdem sie viele Jahre wegen zahlreicher scheinbar guter Erfahrungen für ein Rettungsmittel ersten Ranges gegolten hatte, auf immer aus unsern Augen verschwindet, infolge einiger rohen Experimente und des dadurch erweckten Schreckens.

Andre Methoden, wie z. B. die der natürlichen Wärme, sind gleichfalls fast ganz unsrem Gedächtnis entschwunden, wenn sie auch vielleicht vereinzelt im Volke weiterleben.

In diesem Kapitel sind wir an einer Epoche angelangt, in der die künstliche Atmung alles beherrscht. Solange sie nur mittels eines Blasebalges angewandt werden konnte, konnte man ihr keine glänzende Zukunft prophezeien. Der Blasebalg kam meistens zu spät, ein lange ungebrauchtes Instrument ist zu oft defekt, wenn es einmal sofort gebraucht werden soll. So ging es früher mit den Blasebälgen, so wird es jetzt und vielleicht auch künftig mit den neuen Instrumenten für die Ausführung der künstlichen Atmung gehen.

Erst mit Marshall Halls Publikation: Prone and postural respiration in drowning, London 1857, sind wir in eine neue Ära getreten: von jetzt an bemühte man sich, den Ertrunkenen wieder ins Leben zurückzubringen durch die künstliche Atmung, und zwar wo möglich ohne irgendwelche Benutzung von Instrumenten, so daß auch geübte Laien Hilfe leisten könnten.

Der Zweck meiner Arbeit wird jetzt sein, zunächst dem geneigten Leser eine kritische Übersicht, und zwar so viel wie möglich in geschichtlichem Zusammenhang, über die verschiedenen Methoden der künstlichen Atmung zu geben. Erst später werde ich dann auf die Gefahren aufmerksam machen, die ein einseitiges Studium der Asphyktiologie herbeizuführen droht, und meine Meinung über die beste Methode der künstlichen Atmung auseinandersetzen.

Um eine bessere Übersicht zu gewinnen, will ich zuerst diejenigen Methoden der künstlichen Atmung behandeln, bei denen Instrumente gebraucht werden, und nachher die Methoden, bei denen Instrumente entbehrt werden können.

A. Künstliche Atmung mittels Instrumenten.

1. Blasebalg und Luftpumpe.

Wie wir schon gesehen haben (S. 34), experimentierte John Hunter im Jahre 1755 an einem Hunde mit entferntem Brustbein und freiliegendem Herzen. Das Herz reagierte jedesmal sofort auf die mittels eines Blasebalges ausgeführte künstliche Atmung. Diese Experimente[1]) bildeten die wissenschaftliche

---

[1]) Andreas Vesalius, der berühmte Leibarzt Kaiser Karls V. ist der erste gewesen, der experimentell gezeigt hat, daß das Herz sofort reagiert auf das Einblasen von Luft in die Trachea. Robert Hooke (Philos. Transactions vol. I for 1665 and 1666, S. 539) hat die Vesalischen Experimente wiederholt, wie später auch Hunter. Vesalius hat seinen Schülern schon alles demonstriert, was später von John Hunter von neuem festgestellt worden ist. Er sagt (Andreae Vesalii de corporis humani fabrica lib. VII, Cap. XIX):

„Ut vero vita animali quodammodo restituatur, foramen in asperae arteriae caudice tentandum est, cui canalis ex calamo aut arundine indetur, isque inflabitur, ut pulmo assurgat, ipsumque animal quodammodo aërem ducat. Levi enim inflatu in vivo hoc animali pulmo tantum quanta thoracis erat cavitas intumet, corque vires denuo assumit et motus ipsius differentia pulchre evariat. Inflato igitur semel ac iterum pulmone, cordis motum visu tactuque quantum lubet examinas . . . nihilque tibi manifestius occurrit, quam cordis et arteriarum pulsuum rhythmus . . . Quum pulmo diu flaccidus concidit, undosus, formicans et vermicularis cordis arteriarumque pulsus motusve spectatur. Inflato autem pulmone, magnus rursus et velox efficitur, mirasque inaequalitates proponit: et, ut semel dicam, haec administratio eiusmodi est, qua omnium optime pulsuum naturam medicinae candidatis proponere soleo.

Grundlage, auf der die Methode der Insufflation mittels der erwähnten Instrumente beruhte.

John Hunter nahm keinen Anstand, sie für die Rettung von Scheintoten zu empfehlen, als Dr. Hawes, einer der Gründer der Royal Humane Society, ihn 1776 bat, dieser Gesellschaft mit seinem Rate zur Seite zu stehen. Zugleich hob er hervor, daß man vielleicht das zwei Jahre früher von Priestly entdeckte Oxygenium in vorteilhafter Weise mittels eines eigens dazu eingerichteten Blasebalges verwenden könne.

Um das Jahr 1782 zog die Royal Humane Society die Blasebalgmethode der unmittelbaren Insufflation von Mund auf Mund vor. Während einige Hilfskasten einen Blasebalg mit einer Kapazität von 500 cm³ enthielten, hatte derjenige von Monro in Edinburgh eine Kapazität von 1500 cm³ und war mit Klappen versehen, so daß er die Luft sowohl ansaugen als austreiben konnte. In das eine Nasenloch wurde die Blaseröhre befestigt, während das andre und der Mund zugedrückt wurden; ein geringer Druck auf das Cricoïd verhinderte das Insufflieren in den Oesophagus.

Der Niederländer Van Hasselt[1]) hielt es für notwendig, daß der Blasebalg graduiert sei, damit man wissen könne, wieviel Luft jedesmal eingeblasen werde. Er konnte mit einer Luftzufuhrröhre mit Erwärmungsvorrichtung versehen sein, so daß im voraus erwärmte Luft eingeblasen werden konnte. Van Hasselt warnt vor dem Gebrauch von Aër vitalis. Ohne Zweifel wird das Blut mehr oxydiert durch Sauerstoff als durch Luft, aber die Atmung ist nun einmal von vornherein für das Aufnehmen von Luft und nicht von Sauerstoff bestimmt, die Lungen werden vom Sauerstoff weniger gereizt und Christison hat experimentell die giftige Wirkung einer lange dauernden Sauerstoffeinatmung gezeigt. Jedenfalls scheint für ihn festzustehen, daß demjenigen, dem man nicht durch eine künstliche Atmung mit Luft helfen kann, sicher das Einatmen von Sauerstoff nichts nützen wird, während man einem, dem Sauerstoff nichts hilft, vielleicht noch mit Luft helfen kann.

Eine Larynxkanüle, die man mit Hilfe des linken Zeigefingers eingeführt hat, kann einen weit größern Vorteil haben als die

---

1) A. W. M. van Hasselt: De kunstmatige ademhaling tot herstelling van schyndooden. Utrecht 1847.

gewöhnliche Nasenkanüle, dann nämlich, wenn die obern Luftwege verstopft sind entweder durch den Inhalt oder durch das
Eingedrücktsein — z. B. beim Erhängen — der Knorpel des
Kehlkopfes oder der Luftröhre. Vergißt man das Cricoïd sanft
hinunterzudrücken, dann kann — eher beim Einblasen durch
den Mund als beim Einblasen durch die Nase — die eingeblasene
Luft in die Speiseröhre und den Magen hineingetrieben werden.
Dies ist keineswegs gleichgültig, weil man 1. den Zweck verfehlt,
den man mit dem Einblasen zu erreichen sucht, während 2. die
Eingeweide gespannt werden (Tympanie), die dann kräftiger
auf das Diaphragma drücken und also die Atmung hemmen.
Mittels des Stethoskops kann man sich bequem davon überzeugen, ob die Luft in die Lungen dringt.

Der Insufflatio vehemens (Monro in Edinburgh) der Engländer widersetzt sich Van Hasselt nachdrücklich: bei einem
angehaltenen Einblasen von Luft zeigte sich bei gesunden Tieren
nach 2 bis 3 Minuten Erstickung; die Sektion gab als Todesursache Zerreißung der Alveolen mit echtem Pneumothorax,
sogar Zerreißung der Blutgefäße und Luftembolie an.

Auch eine einfache Preßpumpe in der Gestalt einer Injektionsspritze, die auf einen Mund- oder Larynxtubus geschraubt wird,
kann gebraucht werden, um Luft oder Sauerstoff einzublasen,
und kann also den Blasebalg ersetzen. Auch kann, mittels
einer Saugpumpe, Luft aus den Lungen angesogen werden.
Der Rotterdamer W. van Houten (vgl. Geneesk. Tydschrift
„Hippocrates" 1827) benutzte sogar eine Saugpreßpumpe, die
beiden Zwecken diente. Dieses nur scheinbar schöne Prinzip wurde
u. a. von dem berühmten englischen Chirurgen Cooper als zweckmäßig und rationell gelobt, und dem Instrument wurde die Ehre
zu teil, nach England und Amerika verkauft zu werden. Albert
aber hob nun hervor, daß man nur die Luft aus den Lungen
anzusaugen brauche, die frische Luft müßte ja von selbst hineindringen! Er behauptete sogar, daß das Einblasen von Luft mit
einer Preßpumpe bei geschlossenem Brustkorbe nichts nütze,
da die in dieser Weise aufgeblasenen Lungen eines Totgeborenen
sinken als Beweis, daß keine Luft eingetreten sei. Diese Behauptung Alberts, die auf seinen Experimenten beruhte, ist
später durch die Versuche Tarniers bestätigt worden. Dieser
fand, nach einem zweistündigen methodischen Einblasen, daß

die Luft bei einem asphyktischen Neugeborenen erst in ein Drittel der Lungen hineingedrungen war, während es viele Rupturen gab, die interstitielles und subpleurales Emphysema verursacht hatten.

Blasebalg und Preßpumpe vermögen jetzt nur noch ein historisches Interesse zu erregen. Dennoch will ich nach der oben gegebenen kurzen historischen Übersicht nicht auf dieses Thema verzichten, bevor ich auf die Art der Wirkung dieser Instrumente auf den lebenden Organismus bei geschlossenem Brustkorb näher hingewiesen habe. Daß jede künstliche Atmung das Herz zur Krontraktion reizt, darf man mit John Hunter (2. Abschn., S. 34) annehmen. Dies gilt für das Herz bei offnem Brustkorb, und auch bei geschlossenem Brustkorb darf man annehmen, daß das Herz durch jede künstliche Atmung, wie sie auch ausgeführt werden mag, zur Kontraktion gereizt wird. Die Frage bleibt dann wichtig, durch welche Methode die Aufgabe des gereizten Herzens erleichtert, durch welche sie erschwert wird. Bei der normalen Einatmung strömen, dank der dabei zunehmenden saugenden Wirkung des negativen Druckes außerhalb des Bronchialbaumes, Blut und Lymphe schneller dem Brustkorb zu. Beim Einblasen von Luft mittels eines Blasebalges oder einer Preßpumpe treibt man gerade umgekehrt die Flüssigkeiten aus dem Brustkorb hinaus, dank dem größern innern Drucke. Das Herz wird wohl gereizt, aber seine Aufgabe wird erschwert, da z. B. die Ausdehnung seiner Höhlen in Diastole bei dem steigenden Druck im Brustkorbe während des Einblasens erschwert wird. Also gerade das Gegenteil von dem, was bei normaler Inspiration geschieht. Auf das Wesen dieser Sache komme ich später noch zurück.

Bei dem Versuche Hunters, bei Thorakotomie, ist es leicht genug, unter geringem Drucke die Lungen aufzublasen. Bei geschlossenem Brustkasten, wie bei dem Ertrunkenen, läßt sich der Brustkasten wohl nach der Seite des Diaphragmas ausdehnen, aber man muß dann, wenn sich die Lungen auch nach den andern Seiten ausdehnen sollen, den Druck derartig erhöhen, daß die von van Hasselt der Insufflatio vehemens vorgeworfenen Gefahren entstehen. Vgl. auch J. Hutchinson in Todds Cyclopaedia of Anatomy and Physiologie 1852, vol. IV sub „Thorax".

Daß Albert sah, daß die insufflierten Lungen eines neugeborenen Kindes sanken, braucht uns nach dem Obengesagten nicht mehr zu wundern.

Die durch Anwendung des graduierten Blasebalges bei mäßigem Druck erhaltenen guten Resultate darf man folgenden Umständen zuschreiben:

1. daß das Herz gereizt wird; 2. daß für Lufterneuerung gesorgt wurde; während 3. die Nachteile und Gefahren, die das Erhöhen des Druckes im Brustkasten verursachte, durch die Anwendung eines geringern Druckes beschränkt wurden.

Wir wissen ja jetzt, daß einfaches Einblasen von Luft oder Sauerstoff in die Luftwege durch eine nicht abschließende Röhre die Luft in ihnen genügend ventilieren kann (Kuhn).

Blasebälge und Luftpumpen sind auf dem Kontinent von Europa außer Gebrauch geraten, seitdem man gelernt hat, die künstliche Atmung ohne Instrumente auszuüben.

2. Der Gürtel von Leroy d'Etioles.

Schon im Jahre 1829 empfahl Leroy, statt dem Scheintoten mit einem Blasebalge Luft zuzuführen, ihm lieber Brust und Bauch intermittierend zusammenzudrücken, während er, auf dem Rücken hingestreckt, auf dem Boden lag. Jedesmal beim Nachlassen des Druckes springen Brust und Bauchwand durch ihre Elastizität wieder zurück, und nun muß Luft zuströmen. Damit die Kompression in kräftigerer Weise geschehen konnte, verwandte Leroy eine Bauchbinde, die unter den auf dem Rücken liegenden Patienten durchgeschoben wurde und deren verschiedene Zipfel an beiden Seiten quer über die Brust gelegt und rechts und links in einen Griff zusammengenommen wurden, so daß Brust und Bauch kräftig zugeschnürt werden konnten. Etwas Ähnliches also wie das Korsett à la paresseuse oder wie die malaiische „Goerita". Hörte man zu ziehen auf, so mußte die Einatmung durch das elastische Zurückspringen von Bauch und Brust zustandekommen.

Im Jahre 1831 gab Dalrymple (c. f. Keith l. c.) im Report of the Royal Humane Society eine Übersicht über Leroys Kompressionsmethode (Druck auf Brust und Bauch) und empfahl den Körper lieber von beiden Seiten zusammenzudrücken, eine Methode, die auch in unsern Tagen noch nicht vergessen ist.

Er empfahl einen Gürtel, wie den oben beschriebenen, der Leroy vielleicht auf den Gedanken an den nach ihm genannten geführt hat. In Frankreich durfte Leroys Gürtel in keinem Rettungskasten von Charrière fehlen. In England empfahl die Royal Humane Society fortwährend Dalrymples Gürtel in den Jahren 1833—1860; der Apparat wurde aber selten gebraucht.

3. Pechpflaster, Saugleder, Schröpfgläser.

Schon im Jahre 1847 gab der verdiente holländische Toxikolog Van Hasselt, der Freund des berühmten Donders, den Rat, die künstliche Atmung so auszuführen, daß man am Kopfende des auf dem Rücken liegenden Besinnungslosen stehend, die Finger hinter dessen Rippenbogen einhakt und diesen heraufzieht (Einatmung). Beim Loslassen springt der Brustkasten wieder zurück (Ausatmung). Um bessere Resultate zu bekommen, gab der Franzose Cliëtt große lederne Pflaster mit einem Handgriff.

Auch dadurch, daß man große Schröpfgläser auf den Brustkasten stellte und sie hinaufzog, hat man versucht, Einatmung auszuführen.

Mit Saugledern, wie die Jugend sie wohl gebraucht, um Steine aus dem Pflaster zu ziehen, ging es nicht. Vor kurzem hat der durch seine vielen praktischen Erfindungen bekannte Dr. de Mooy versucht, in dieser Weise Einatmung zu erreichen, mit einem Zylinder mit Gummirand, dessen Boden mit der Hand hinuntergedrückt oder aufgehoben werden konnte, so daß die Luft im Zylinder abwechselnd verdichtet und verdünnt wird. Irgendeine praktische Verwertung werden solche Instrumente niemals finden; das Bedenken gegen sie liegt im Anschließen des Gummirandes auf den Körper, im Aufbewahren und Bereithalten, während das Resultat auch zu gering und zu örtlich ist.

4. Das Spirophor von Woillez.[1])

Nicht nur das sinnreich erfundene Instrument von Woillez, woraus für den Gebrauch in der Klinik zweifelsohne etwas Gutes zu machen wäre, wünsche ich jetzt dem Leser vorzuführen, sondern ich möchte ihn auch bekannt machen mit den in der Aca-

---

[1]) c. f. Bulletin de l'Académie de Médecine. V, S. 611. 1876.

démie de Médecine abgehaltenen Diskussionen über dieses Instrument, aus denen man vieles lernen kann, an erster Stelle über die Lehre der Asphyxie und der Atmung, sodann auch über den Menschen im allgemeinen und über den Wert des Urteils geschätzter Kollegen.

Woillez hatte um das Jahr 1875 versucht, die Ausdehnung der Lungen im Brustkasten mit seinem Spiroskop[1]) zu zeigen. Es ist dies eine gläserne Flasche mit weiter Öffnung, in deren Deckel sich eine Röhre befindet, an die die Luftröhre befestigt ist mit der Lunge, die also in der Flasche hängt. Der Boden der Flasche kann nun heraus- oder hineingeschoben werden, wodurch die Luft in der Flasche sich verdünnt oder verdichtet und die Lunge sich ausdehnt oder verengt.

Schon bei der Bekanntmachung seines Spiroskops eröffnete Woillez seinen Zuhörern eine weite Perspektive betrefflich der Anwendung in der Praxis zur Ersetzung der Atmung beim Scheintod.

Im Jahre 1876 veröffentlichte er seinen Spirophor, der von Collin, dem geschickten Nachfolger Charrières verfertigt worden war. Man findet im Spirophor das Grundprinzip des Spiroskops zurück. Die Beschreibung des Spirophors zitiere ich hier mit Woillez' eignen Worten:

„Un cylindre de zinc ou de tôle assez volumineux pour recevoir le corps d'un adulte jusqu'au cou. Par l'ouverture supérieure on glisse le corps du patient, puis l'on ferme l'ouverture autour du cou à l'aide d'un diaphragme que l'on fixe sur les bords de l'ouverture. La tête ainsi restée libre repose sur un support approprié. Une toile imperméable et flottante, dépendant du diaphragme obturateur, est fixée autour du cou ou de la tête (du menton au sinciput) pour éviter autant que possible le passage de l'air extérieur dans l'intérieur de l'appareil, au moment où l'on y fait le vide à l'aide d'un puissant soufflet aspirateur d'une capacité d'environs 20 litres, situé en dehors de la caisse principale et que l'on peut faire agir à l'aide d'un levier. L'intérieur de ce soufflet communique avec l'intérieur de

---

[1]) Woillez' Spiroskop ist nichts anderes als das Demonstrationsinstrument Donders', mit dem dieser schon um 1850 mittels eines Manometers die Änderungen in dem intrathoracalen Druck gezeigt hat, die durch Bewegung des Diaphragmas verursacht werden.

4*

l'appareil par un large tube solidement vissé. Enfin, pour faciliter les expériences, une glace translucide a été placée à la partie antérieure de l'appareil, pour permettre de voir fonctionner la poitrine pendant l'expérimentation."

Versuche an Leichen zeigten, daß bei der künstlichen Einatmung mittels des Spirophoren Brust- und Bauchwand hervortreten, daß sich also der Brustkasten nach allen Seiten ausdehnt, während etwa ein Liter Luft eingesogen wird. Sogar bei einer Ansaugung von fünf Liter Luft auf einmal in eine Lunge hat Woillez niemals eine Spur von Ruptur entdecken können. Ganz anders also als bei der Insufflation, bei der Collin in Alfort sehr bestimmt Rupturen konstatierte.

Sein Prinzip ist denn auch rein physiologisch, die Lungen folgen einfach überall und gleichmäßig durch den atmosphärischen Druck der Ausdehnung des Brustkastens. Bei der Insufflation dagegen preßt die eingeblasene Luft die Lungen gegen die ungleichmäßig Widerstand leistende Brustwand. Woillez wirft der Methode Marshall Halls und dem Rettungsgürtel Leroys (den er „ceinture entre-croisée de Roger, avec laquelle deux assistants resserrent et relâchent successivement la cage thoracique" nennt) vor, daß sie unphysiologisch sind und nur residuale Luft austreiben, während seine Methode in rein physiologischer Weise den Brustkasten erweitert, wenn auch nicht durch Muskelwirkung, so doch durch Luftverdünnung.

Für die Asphyxie der Neugeborenen gibt Woillez einen wie oben beschriebenen, kleinen Apparat, der leicht beherrscht werden kann mittels eines Saugzylinders wie bei seinem Spiroskop.

Bei der jetzt folgenden Diskussion erkannten Chauffard, Devergie, Depaul zwar das von einem physiologischen Standpunkt schöne Prinzip des Spiroskops an, sie hegten aber Zweifel über die Brauchbarkeit des Spirophors in der Praxis. Diese Bedenken kann man verstehen. In einer spätern Fortsetzung der Diskussion geht Devergie schon weiter: der Spirophor sei viel zu schwerfällig und zu schwer, äußerlich viel zu düster, er sehe einem Totenschrein ähnlich. Ausführlich behandelt er allerhand Arten der Asphyxie, für die der Spirophor nicht passen würde. Sehr bedenklich erscheint es ihm, daß man die Arme des Patienten fest gegen den Körper hält, während des Hineinschiebens in den Spirophor: man erinnere sich an Silvester, der die Arme gerade von dem Körper entfernt. „Cette circonstance est très grave." Dieses breit ausgeführte Urteil ist hart und ungerecht.

Woillez ließ sich dadurch auch nicht irre machen und versuchte in der nächsten Versammlung diese Bedenken zu widerlegen: Irgendeine Gefahr für Gehirnanämie, verursacht durch die Ventouse de Junod, hielt er für ausgeschlossen: Das Diaphragma umschließt den Nacken kaum und muß sogar von einem Assistenten zugehalten werden. Die Luft dringt nicht in den Oesophagus hinein, ebensowenig wie ins Rektum oder per urethram in die Blase. Der Oesophagus ist ja auch eine in Ruhe geschlossene Röhre. Das Epigastricum sinkt denn auch, nach jeder Ausdehnung durch Aspiration, immer wieder bis zu der Norm, so daß nur die Senkung des Diaphragmas die Erhöhung verursacht. Seine Methode ist ungefährlich im Gegensatz zu der Insufflation.

Colin lobt das Prinzip. Der Spirophor sei gleichsam ein künstlicher Thorax, der den nicht funktionierenden Brustkasten ersetze. Viel besser also als der Blasebalg, der Emphysem verursacht. Aber wird er sich in der Praxis als brauchbar erweisen? Man erinnere sich Colins eigner Versuche: Innerhalb 5 Minuten stirbt bei Submersion ein Pferd, innerhalb 6 Minuten ein großer Jagdhund, nach 4 Minuten ein kleiner Hund, nach 3 eine Katze, nach $1^1/_2$ eine Ratte oder eine Maus; nach 5 bis 6 Minuten wird also ein Mensch wohl nicht mehr leben können. Erwürgt man ein Pferd mit offener Carotis, so wird das Blut dunkel nach einer Minute, schwarz nach 3 Minuten, nach 4 Minuten spritzt überhaupt kein Blut mehr, das Herz hat zu klopfen aufgehört. Löst man nun die Schnur, so hilft nichts mehr. Colin sah bei Versuchstieren mit gefenstertem Thorax deutlich Folgendes: „Le coeur est fortement distendu et sa distension s'accroît sans cesse, parcequ'il perd très vite la force de chasser une quantité de sang équivalente à celle qu'il reçoit. Bientôt la distension de l'organe est telle que les systoles deviennent impossibles. L'immobilité des ventricules a été la règle dès la sixième minute."

Die Vorhöfe ziehen sich zwar noch zusammen, oft eine Viertelstunde oder länger, aber dies führt zu nichts, ebensowenig wie die Vibrationen des ganzen Herzens. Wenn die Kammern ihre Arbeit eingestellt haben, ist alles aus. Während der

Asphyxie gibt es keine Reflexe, sogar das Ferrum candens vermag nichts auf Nerven an den empfindlichsten Stellen; die Pupillen sind weit, die Sphinctere ungeschlossen: „L'arrêt des mouvements du coeur me paraît donc marquer le moment, qui sépare la mort apparente de la mort réelle. C'est le véritable terme de l'asphyxie. Il n'y a plus rien à espérer dès que la circulation est arrêtée et elle s'arrête une demi-minute, une minute, une minute et demie après la suppression des mouvements respiratoires." Das Herz ist das ultimum moriens.

Nur durch Aderlaß kann man, meint Colin, unmittelbar günstig auf das Herz wirken. Aber Aderlaß gelingt nicht bei Asphyxie, es kommt dann fast kein Blut heraus. Weiter sagt Colin: „Dans l'asphyxie le système nerveux paraît mourir le premier; la mort des autres organes semble bien plus la conséquence de celle du système nerveux que l'effet du défaut de sang oxygéné."

Die Kritik Colins ist wie man sieht, ausführlich und wichtig auch da, wo er sein eignes Verdienst in den Vordergrund stellen kann. Abfällig ist sie nicht.

Le Roy de Méricourt (l. c. S. 783) hält die künstliche Atmung für sehr wichtig, aber sie solle einfach und physiologisch sein: „Les divers procédés de respiration artificielle ont donc d'autant plus de valeur qu'ils sont plus simples, plus physiologiques. Le procédé de Marshall Hall ne fait pas véritablement dilater la poitrine par un véritable mouvement inspiratoire. Or, il y a deux autres procédés, qui déterminent réellement un mouvement respiratoire et qui sont certainement plus efficaces. Ce sont ceux de Silvester et de Pacini." „Denn," sagt Le Roy, „die künstliche Atmung als solche bedeutet nichts, sie soll dem Herzen helfen."

Was sagt doch gleich M. Maurice Perrin in seinem Artikel „Asphyxie" in der „Dictionnaire encyclopédique des sciences médicales"? „La respiration artificielle, dit notre collègue, n'agit tout d'abord que mécaniquement, elle sollicite l'irritabilité des tissus, elle aide au rétablissement de la circulation pulmonaire, qui, de proche en proche, réagit sur le coeur. Ce n'est pas en remplissant les vésicules pulmonaires d'un air richement oxygéné, car il a été démontré depuis longtemps ce que M. Claude Bernard a confirmé depuis, que l'air atmosphérique pourrait être remplacé, sans danger, par un gaz inerte comme l'azote, l'hydrogène, jusqu'à ce que les mouvements respiratoires se rétablissent." Doch verwechselt auch Le Roy de Méricourt die physiologischen Methoden mit den Druckmethoden, da er neben der von ihm „très supérieur" genannten Methode Silvesters den Gürtel von Leroy d'Etioles empfiehlt.

Was schließlich den Spirophor von Woillez betrifft, so findet er diesen prachtvoll, aber man komme damit zu spät, wie mit allen Instrumenten. Zwischen Scheintod und Tod könne man nur wenig Zeit verlieren, vielleicht nur eine oder zwei Minuten.

Man sieht, daß die Kritik von Le Roy de Méricourt der Colins ähnlich sieht: der Spirophor beruht auf sehr wichtigen Prinzipien, aber in der Praxis ist er unbrauchbar.

Diesen wichtigen Ausführungen gegenüber machen Piorrys Betrachtungen keinen günstigen Eindruck. Piorry (l.c.S.904) hält eine lange Rede, nur um auf seine eigne alte und bei Ertrunkenen entschieden lächerliche Methode die Aufmerksamkeit zu lenken und daneben den ja nicht so sehr gefährlichen Blasebalg zu empfehlen. Früher hatte er nämlich in seinem Werk: „L'Utilité de l'hyperpnéisme" empfohlen, den Patienten zu schnellem und tiefem Atmen anzuhalten, als Mittel gegen einen Tiefstand des Diaphragmas, Pneumonie, Mucorrhoe usw. Dies könnte man bei einem Ertrunkenen auch wohl mal versuchen. Indem er dies hervorhebt, schweigt er ganz von dem Spirophor.

Woillez, der dadurch gereizt. wurde, legt zunächst den Nachdruck darauf, daß jedermann sogleich gestehen muß, daß seine Methode eine physiologische ist; daß sie unpraktisch wäre, hat sich noch nicht gezeigt. Die Zeit zwischen a) Scheintod und b) Tod kann sehr lange sein. Es gibt ja drei Ursachen für den Scheintod: 1. Asphyxie, 2. Synkope, 3. Asphyxie und Synkope. Bei Asphyxie geht a bald in b über; bei Synkope kann dies Stunden dauern, da in diesem Falle seltene oder selbst nur fibrilläre Kontraktionen die Zirkulation längere Zeit im Gange halten können. Und seinen Apparat kann man schnell herbeiholen, es wirkt kräftiger als alle andern Methoden und demnach auch schneller.

„Jede Methode der Kunstatmung wirkt reizend auf das Herz, sogar diejenige mit dem Blasebalg. Der Spirophor jedoch fördert außerdem die Herztätigkeit durch Erweiterung nicht nur der Luftwege, sondern auch der Verästlungen der Art. pulmonalis."

Die Einwendung, als sollte die Aspiration Schleim und Wasser in die Lungen hineintreiben, ist unrichtig. Das Experiment hat ihn, im Gegenteil, gelehrt, daß gerade viel Schleim usw. durch die $1^1/_2$ m lange Röhre in zwei oder drei Aspirationen herausgetrieben wird. Man aspiriere also nur kräftig, schaden wird es gewiß nicht und mehr helfen als Piorrys ermutigende Worte, der den Ertrunkenen antreiben will, sich nur selbst zum Atmen anzustrengen.

Piorry kommt später (l. c. S. 932) noch einmal auf den Spirophor oder vielmehr auf sich selbst zurück. Er versteht noch immer nicht, weshalb Woillez neulich so zornig gewesen ist. Es ist doch eine bedauernswerte Tatsache, daß sein (Piorrys) Werk noch immer so wenig beachtet wird. Sonst würde man seinen „Hyperpnéisme" (viel und tief atmen lassen) anwenden bei Herzdilatation, Pneumonémie, Pneumonite, Hochstand des Diaphragmas, Häufung von Schleim und Blut, Pneumorrhémies und bei Hypo- oder Anoxämiezuständen. Und was will Woillez eigentlich mit seiner Synkope? das ja hervorgegangen ist aus $\sigma\upsilon\nu$ = avec und $\varkappa o\pi\varepsilon\iota\nu$ = couper, einem Zustand, bei dem man je nach den Ursachen unterscheiden muß:

Cicardienne (défaut de sang vers le coeur), Cardiomphraxie (embarras dans la circulation du coeur), Anoxémie (asphyxie par défaut d'oxygène), Hypercéphalémie (congestion cérébrale), Céphalorrhémie (hérmorrhagie cérébrale dite apoplexie). „Voilà où l'on arrive lorsqu'on se sert d'expressions mal définies."

Piorry endet seine Rede, wobei er nicht über den Spirophor spricht, folgendermaßen:

„Ajoutons enfin que l'examen plessimétrique très attentif, qui permet de constater exactement le volume des diverses parties du coeur, donnera des notions on ne peut plus utiles de l'état de dilatation et de la consistance de ses parties ainsi que de la dimension qu'elles peuvent présenter lors des inspirations, des insufflations et des diverses applications du spirophorisme!" etc.

Die Geschichte verkündet nicht, wie es Woillez weiter ergangen ist. Hat er sich aus dieser Welt des Ärgers zurückgezogen in einen seiner Spirophore wie Diogenes in sein Faß? Woillez' Spirophor war, obgleich sich noch manches an ihm verbessern ließe, in der Tat eine glänzende Erfindung. Wird er noch einmal in geänderter Form aufleben? In Kliniken, scheint mir, kann ein derartiger Apparat außer bei gewissen Krankheiten auch bei der Ausübung der künstlichen Atmung beim Scheintod, u. a. bei der Asphyxia neonatorum einen praktischen Nutzen haben.

5. Eisenmengers Bauchatmungsmaske.

Dr. R. Eisenmenger[1]) in Szásváros (Ungarn) hat vor kurzem einen Bauchgürtel oder vielmehr eine Bauchmaske für die künstliche Atmung empfohlen, deren Anwendung eine gewisse Übereinstimmung mit Woillez' Spirophor zeigt.

Diese Maske ist mit einer pneumatischen Absperrung an den Rändern versehen und muß mit Bändern um den Bauch befestigt werden. Mittels eines Fußblasebalgs kann durch eine Gummiröhre die Luft in der Maske durch das Schließen oder Öffnen der Ventile abwechselnd verdichtet und verdünnt werden. Die Bauchwand wird dann abwechselnd hinuntergedrückt oder gehoben, dies wird begleitet von einer Zunahme resp. Abnahme des Druckes in der Bauchhöhle. Abwechselnd wird also das Diaphragma gehoben (Ausatmung) oder hinabgesogen (Einatmung). Während der künstlichen Einatmung sieht man, wie bei Versuchspersonen die Halsvenen kollabieren und verschwinden, während der Ausatmung sieht man sie durch Kompression des Bauches und des Brustkorbes (durch Hinauftreiben des Zwerchfells) anschwellen. Der Apparat dient also nicht nur zur künstlichen Atmung; zugleich bewirkt er künstliche Zirkulation, denn das Blut wird nach dem rechten Herzen gesogen und darauf bei jeder Kompression durch die Lungen fortbewegt. Außerdem ist es sicher, daß jedesmal ein kräftiger Reiz auf das Herz ausgeübt wird.

Mich dünkt, daß die Bauchatmungsmaske Eisenmengers gleichwie Woillez' Spirophor ohne Zweifel einen praktischen Nutzen bei der Bekämpfung vieler von Eisenmenger (l. c.) genannten Krankheiten, namentlich bei Zwerchfellkrampf usw.

---

[1]) Ein neues Wiederbelebungsverfahren. Ludwig Dröll, Frankf. a. M.

haben kann. Der Patient wird nicht, wie dies bei Woillez'
Spirophor der Fall ist, in eine Kiste hineingeschoben. Wenn
man sich aber, wie in vielen Fällen von Scheintod, beeilen muß,
so scheint mir, daß man den Patienten viel schneller in einen
Spirophor schieben kann, den man nur am Halse abzuschließen
hat, als daß man ihn mit einer Bauchatmungsmaske behandelt,
von der man fünf verschiedene Größen vorrätig haben muß
und die genau um Rücken, Seiten, Bauch und den untern Teil
des Thorax schließen soll. Und gerade wenn man die Maske
bei einem plötzlichen Unfall braucht, ist es möglich, daß etwas
an ihr nicht in Ordnung ist, daß z. B. die Gummirandabsperrung
versagt, oder daß man eine unrichtige Größe anlegt usw.

Für die erste Hilfe bei Ertrunkenen ist es besser, daß man
sich ohne Instrumentarium hilft, da hier keine Minute zu verlieren ist. Bei andern Arten der Asphyxie können vielleicht
in besondern chirurgischen und obstetrischen Kliniken Instrumente für die künstliche Atmung nützlich sein.

Einen rein physiologischen Effekt wird man auch mit In-
trumenten niemals erreichen können. Das Wirken der Hilfs-
atmungsmuskeln des Brustkorbes läßt sich mit Silvesters
oder mit Pacinis Handgriff nachahmen. Die Tätigkeit des
Diaphragmas jedoch läßt sich nicht nachahmen.

Die natürliche Inspiration durch Kontraktion des
Diaphragmas erweitert den Brustkorb und saugt das venöse
Blut aus Kopf und Hals und Gliedern heran. Zugleich preßt
sie den Bauchinhalt zusammen und treibt das venöse
Blut aus dem Bauche in das rechte Herz, wobei das venöse
Blut träger durch die Beine fließt. Erst während der Ausatmung
strömt das venöse Blut aus den Beinen mit einer größern Schnellig-
keit nach der leeren Vena cava inferior, die jetzt unter einem
geringern Drucke steht.

Der Chirurg kann diese Tatsachen wiederholt konstatieren.

Die künstliche Einatmung mittels eines Spirophors, einer
Bauchatmungsmaske oder des Handgriffs von Van Hasselt
(Schüller) verringert dagegen den Druck in der Bauch-
höhle und treibt also kein Blut aus dem Bauche in das Herz.
Dies geschieht erst während der Ausatmung bei zunehmendem
Drucke. Während also die natürliche Atmung zu derselben
Zeit, da eine große Quantität Luft in die Lungen strömt, be-

wirkt, daß auch viel Blut durch die obere und die untere hohle Ader der Brust zugeführt wird, kann die hier erwähnte künstliche Atmung nur kräftig das Blut aus der obern hohlen Ader nach dem Herzen saugen, während dann jedesmal während der Ausatmung, wenn das Herz, was den negativen Druck betrifft, in weniger günstigen Umständen ist, das Blut aus dem Bauche nach dem Herzen getrieben wird.

Jetzt nehmen wir Abschied von den Instrumenten, mit denen man versucht hat — und auch jetzt noch vereinzelt versucht — die Atmung künstlich nachzuahmen, und wir gelangen an das Kapitel:

B. Künstliche Atmung ohne Instrumente.

Die Atmung galt, wie wir schon im 1. Abschnitt gesehen haben, seit uralten Zeiten als die wichtigste Quelle und Äußerung des Lebens, der Lebensatem als die lebenerweckende Kraft (Gen. 2,7). Die Griechen und Römer hielten den Atem für das Leben selbst, bei der letzten Ausatmung machte die Seele sich frei und entfloh mit ihr dem Körper. Kein Wunder, daß man durch alle Zeiten hindurch, von diesem Gedanken geführt, wohl einmal versucht hat beim Scheintod, namentlich nach einem plötzlichen Unfall, das Leben in seiner Flucht zu hemmen und es zu stärken durch den eignen, durch Nase oder Mund eingeblasenen, Atem. Diese Handlung darf man ruhig als den ältesten Versuch zu einer künstlichen Herstellung der Atmung betrachten.

Das Einblasen des Atems in Mund oder Nase.

Das Einblasen des Atems in Mund oder Nase ist als bestimmte Methode nicht vor dem 18. Jahrhundert beschrieben worden. W. Hunter (c. f. Keith l. c. S. 6) nannte die „mouth-to-mouth inflation" einen vereinzelt von Laien angestellten Versuch zur Wiederbelebung asphyktischer Neugeborener. Dr. John Fothergill (Philos. Transactions 1744, Vol. XLIV, S. 275) zitiert sie, anläßlich einer von Dr. W. Tossack von Allox mit ihr erreichten Wiederbelebung eines Bergmannes und erhebt sie über die Blasebalginflation. Bläst man dem Patienten in den Mund, so muß man dessen Nasenlöcher zumachen, denn, wenn man dies unterläßt, so dringt die eingeblasene Luft nicht in die

Lungen, sondern entflieht, indem sie Schleim und Flüssigkeit mitschleppt, durch die Nase, wie Van Hasselt u. a. experimentell an der Leiche gezeigt haben.

Wer diese Methode unter Umständen wenig reinlich finden sollte, gebrauche ein Futteral mit abgeschnittener Messerspitze oder irgend einen andern improvisierten kleinen Köcher oder die von Pia zu diesem Zwecke empfohlene Mundkanüle, die aus einer kurzen fingerdicken Röhre besteht, die durch eine lederne Scheibe hindurchgeht, mit der der Mund verschlossen wird. Man kann auch in das eine Nasenloch hineinblasen, während man dann das andre und den Mund abschließt. Wenn man die Luft in den Mund bläst und namentlich, wenn man dies mittels Instrumente in kräftiger Weise tut, kann die Luft leichter nach dem Magen sich verirren als bei einem Einblasen in die Nase.

Das Einblasen der Luft mit dem Munde ist, wenigstens in Holland, niemals sehr populär gewesen, wie sich aus den Berichten und Tabellen der Amsterdamer Rettungsgesellschaft ergibt. Im kontinentalen Europa ist diese Methode fast ganz vergessen, wenigstens unter den Asphyktiologen, die sich lieber der ja auch viel „kräftigeren Wirkung" des Blasebalges bedienten und später der Methoden von Marshall Hall und Silvester, die den Blasebalg ersetzten. In England hat sie sich vereinzelt behaupten können, auch unter den Asphyktiologen. Den rohen Methoden Howards und Schäfers gegenüber mußte der Vorteil ihres „non nocet" wohl in die Augen fallen. Keith sagt in den von mir schon öfter zitierten Hunterian Lectures (Lancet 1909): „If it should happen, that I may be found in an apparently drowned condition, I sincerely hope, that my rescuer will apply this prompt method (mouth-to-mouth inflation) to me as my first aid. It is air that my lungs and blood then will stand urgently in need of, not pressure (wie bei Schäfers Methode), for if the pulmonary circulation has ceased, such pressure is more likely to weaken then to strengthen the heart."

Diese Methode hat folgende Vorteile: sie kann immer sogleich von jedermann angewandt werden; es wird warme feuchte Luft eingeblasen; die Quantität dieser Luft kann derartig verabreicht werden, daß kein Schaden durch zu kräftiges Blasen verursacht werden kann, während man, dank der Diffusion, die Kraft beim Einblasen mit dem Munde für genügend halten darf.

In der Pause mit geöffneten Nasenlöchern, die für die Ausatmung dient, kann man diese stärken durch die Ausübung eines
Druckes auf den Bauch oder die Brust oder auch auf beide.
Während dieser Pause versieht der Helfer sich mit frischer Luft,
wenn möglich durch wiederholtes tiefes Atmen bis zur Apnoe,
damit er möglichst reine·Luft einblasen kann.

Rechnet man nichtsdestoweniger den Gehalt an Kohlensäure gleich 4 Proz. und den Gehalt an Sauerstoff gleich
16 Proz., so kann man ersteres doch nicht unbrauchbar, letzteres
nicht ungenügend nennen. In den Lungenalveolen bleibt gewöhnlich der Kohlensäuregehalt der Luft wohl 8 Proz.   „L'agent
toxique très puissant" (Brown-Séquard) der ausgeatmeten
Luft scheint hier auch nicht zu fürchten zu sein.

Man hat auch wohl versucht, die Luft durch einen Tubus
laryngeus einzublasen, der dann durch den linken Zeigefinger
oder durch einen Konduktor, der Zungenwurzel und Epiglottis
nach vorn drückt, eingeführt wurde; dies aber ist eine unnötige
Spielerei.

Das Aufziehen des Rippenbogens.

A. W. M. van Hasselt sagt schon in seiner Abhandlung:
„Über die künstliche Atmung" usw. Utrecht 1847, daß man auf
diese Weise die Einatmung bei Scheintoten künstlich hervorrufen
kann. Man hakt die Fingerspitzen hinter die falschen Rippen
und hebt den Rippenbogen mit Kraft. Von selbst springt dieser
dann wieder zurück (Ausatmung). Daß diese Methode durch
Beeinflussung des intraabdominalen Druckes und also des Diaphragmas und der Lungen wirkt, ist deutlich und braucht hier
nicht weiter betont zu werden (c. f. S. 58). Van Hasselt hat
also schon im Jahre 1847 eine Methode angegeben, die große
Übereinstimmung zeigt mit derjenigen, die Max Schüller
von Greifswald im Jahre 1877 empfahl, namentlich bei Chloroform-Asphyxie, und die seitdem gewöhnlich die Schüllersche
Methode genannt wird (Berliner Kl. Wochenschr., 8. Jan. 1877).

Schüller drückt den Rippenbogen, nachdem er ihn aufgehoben hat, wieder mit Kraft hinunter, um Ausatmung hervor-
zurufen, während van Hasselt die Ausatmung erreicht, indem
er nur den Rippenbogen zurückspringen läßt. Van Hasselt
wünscht offenbar keinen unphysiologischen Druck auf den

Bauch auszuüben. Schüller ist weniger ängstlich und versucht möglichst viel Luft hinein- und herauszutreiben. Mit Versuchen an Lebendigen und Toten hat er bewiesen, daß seine Methode in dieser Hinsicht kräftig wirkt.

Die Methode ist sehr einfach. Wer sie bei gesunden und namentlich bei korpulenten Personen schwierig findet, der vergesse nicht, daß sehr störende Reflexe im Spiele sind, sowohl beim Einhaken der Finger hinter den Arcus Costarum als beim Aufheben desselben. Beim Scheintoten aber fehlen diese Reflexe, und es geht alles leicht.

Marshall-Halls postural method.[1]

Marshall Hall nannte seine „postural method" auch die „ready-method", weil man sie überall und sofort ohne Hilfe der Instrumente anwenden kann.

Schon lange Zeit vor Marshall Hall wurde wohl einmal von Laien versucht dem Ertrunkenen zu helfen, indem man ihn auf dem Boden rollte. Wenn der Scheintote auf dem Rücken liegt, so befindet der Brustkorb sich in der Ausatmungssituation. Wird er nun umgerollt und also in die Bauchlage gebracht, dann werden Brustkasten und Bauch zusammengedrückt durch die Schwere des Körpers (Ausatmung). Die residuale Luft wird dabei ausgetrieben, und der Brustkorb befindet sich jetzt in der tiefen Ausatmungssituation. Der Übergang von der tiefen in die gewöhnliche Ausatmungslage beim Wenden von dem Bauche auf den Rücken verrichtet nun den Dienst der Ausatmung, weil dabei Luft angesogen wird.

Auch das Wälzen des Ertrunkenen über eine Tonne, mit abwechselndem Zusammendrücken des Bauches und der Brust könnte man als einen rohen Versuch zur künstlichen Atmung auffassen. Man hatte aber bei dieser Methode bloß die Absicht, das verschluckte Wasser aus dem Bauche und der Brust des Ertrunkenen zu pressen, die ja beide nach dem Laienbegriff mit Wasser gefüllt seien.

Diese beiden Methoden wurden nicht nur durch die Rettungsgesellschaften auf dem Kontinent, sondern auch in England

---

[1] Marshall Hall: Prone and postural respiration in drowning. London 1857.

durch die Royal Humane Society verurteilt. Auch die Insufflation war durch den Einfluß von Sir Benjamin Brodie, der ihre Gefahren befürchtete, in Mißkredit gekommen. Diesen Umständen muß man es zuschreiben, daß in den Instruktionen der Royal Humane Society um das Jahr 1855 über künstliche Atmung fast nicht gesprochen wurde.

Es war gerade in dieser Zeit, daß der damals 65jährige Marshall Hall, der gerade von einer langen Reise durch den Kontinent heimkehrte, die Vorschriften der Royal Humane Society kennen lernte. Er bedauerte den Mangel an Vorschriften über künstliche Atmung sehr. Durch Experimente an Leichen suchte er selbst nach einer guten Methode, und endlich glaubte er sie gefunden zu haben:

Der Ertrunkene wird vornüber auf den Boden hingelegt. Der Helfer kniet neben ihn und hakt eine Hand um die Schulter, die andre um die Hüfte. Zieht er nun diese Schulter und diese Hüfte nach aufwärts — und dies geht sehr leicht — dann kippt der Ertrunkene um und stützt sich auf Schulter und Hüfte wie eine Brücke auf zwei Pfeiler. Brust und Bauch werden also von dem Drucke, den sie in der Bauchlage erlitten, befreit und dehnen sich nun aus, während das Ziehen an der einen Schulter den oberen Teil des Brustkorbes reichlich erweitert (Einatmung). Läßt man nun den Patienten wieder vornüber hinabgleiten, dann werden Bauch und Brust wieder zusammengedrückt (Ausatmung), und diese Ausatmung kann man kräftiger machen, indem man auf den Rücken drückt.

Die Royal Medical and Chirurgical Society bestimmte im Jahre 1862 den Luftaustausch bei dieser Methode auf 70—240 cm^3. Innerhalb eines Jahres war Marshall Hall imstande 23 Fälle von Scheintod durch Ertrinken zu publizieren, wobei seine Methode angewandt worden war und alle gerettet wurden, ferner drei Fälle von Wiederbelebung aus Chloroform-Asphyxie. In einem Falle aber, in dem seine Methode nicht angewandt worden war, erlag der Patient.

Keith (l. c.) sagt mit Recht: „It is worthy of note that everyone in the long train of inventors, which followed in Marshall Halls steps, was also speedily in a position to show a long and impressive list of successes."

Zweifelsohne fängt mit Marshall Hall ein Wendepunkt

in der Entwicklung der Asphyktiologie an. Seine Methode ist äußerst leicht zu erlernen und anzuwenden und man kann dabei jedes Instrument entbehren. Der Kopf muß gestützt werden, mit der Zunge aber hat man durchaus keine Schwierigkeiten. Marshall Halls ready method wurde von der Royal Humane Society angenommen und verbreitete sich bald über England und den Kontinent.

Silvesters [1]) physiologische Methode.

Silvester publizierte im Jahre 1858 seine physiologische Methode, die er mit diesem Namen bezeichnete, weil die Einatmung dabei stattfindet durch aktive Erweiterung des Brustkastens, die Ausatmung durch den Zusammenfall des Brustkastens und durch das Ziehen der elastischen Lungen, wobei der sanfte Druck, den der Helfer ausübt, indem er die Ellbogen des Patienten nach den Seiten der Brust zurückführt, die Ausatmung fördert.

Silvester legt unter die Schulter des Patienten ein Kissen, so daß der Kopf herunterhängt. Die Zunge wird herausgezogen und festgehalten oder mit einem Bande befestigt. Die Kleider werden, damit sie die Atmung nicht hemmen, losgemacht. Das Kissen unter den Schultern übt eine Kontraextension aus, jedesmal wenn die beiden Arme kräftig in die Höhe und seitwärts, den Kopf entlang gezogen werden. Der obere Teil des Brustkastens wird also durch das Ziehen an den großen und kleinen Mm. pectorales ausgedehnt (Einatmung). Es ist sehr empfehlenswert, daß der Patient an den Füßen gehalten wird, damit das Strecken der Arme den Kopf entlang mit Kraft geschehen kann, ohne daß der Patient mitgeschleift wird.

Bei der Ausatmung drückt Silvester mit den Armen des Patienten gegen die Seiten desselben. Der Druck soll sanft sein und die Thoracis parietes nicht verletzen. Silvesters Methode wirkt hauptsächlich auf den obern Teil der beiden Lungen ein. Beim Ertrunkenen enthalten gerade die obern Teile der Lungen am meisten Luft.

Im Jahre 1862 entschied sich eine von der R. H. S. zusammengerufene Kommission, die den Auftrag hatte, den Wert meh-

---

[1]) Silvester: The true physiological method of restoring persons apparently drowned or dead. British medical Journal 1858.

rerer Methoden und namentlich der Methoden von Marshall Hall und Silvester wissenschaftlich zu prüfen, für Silvesters Methode. Diese Kommission experimentierte an Leichen, in deren Luftröhre eine Röhre luftdicht befestigt war. Letztere mündete in einen Zylinder, der in Wasser aufgehängt und kontrabalanziert war. Die ausgetriebene Luft konnte nun den Zylinder heben und die Einatmung ihn senken. Ein Zeiger schrieb die Bewegungen des Zylinders auf eine drehende Trommel. Silvesters Methode wurde jetzt mit Ausschluß aller andern Methoden von der Royal Humane Society angenommen und Silvester mit der goldnen Fothergill-Medaille belohnt. Nur die Ausatmung wurde, mit Silvesters Genehmigung, ein wenig geändert. Die Ausatmung, die bis dahin rein passiv war, mit Ausnahme des sanften Druckes mit den Armen gegen die Seiten, sollte dadurch kräftiger gemacht werden, daß der Helfer mit beiden Händen einen mäßigen Druck auf den untern Teil des Brustbeins ausüben sollte. In dieser Weise wird, der Natur der Sache gemäß, mehr Luft gewechselt, was beim Experimente durch den Zeiger auf der drehenden Trommel gezeigt wird, der jetzt 300—500 cm³ pro Atmung angibt.

Pacinis Methode.

Pacini von Florenz veröffentlichte im Jahre 1867 eine Methode, die eigentlich nur eine Modifikation von Silvesters Methode war.

Er erweitert den Brustkorb nicht, indem er an den Armen zieht, sondern durch Ziehen an den Schultern, während ein Helfer an den Beinen Gegenziehung ausübt. Die Daumen umfassen nach vorn, die Finger nach hinten den Humeruskopf. Nun werden die Schultern kräftig in die Höhe gezogen und in dieser Weise der Brustkorb erweitert durch Ziehen an den großen und kleinen Mm. pectorales und den latissimis dorsi. Bei magern Menschen mit völlig erschlafften Muskeln und namentlich bei Kindern kann die Anwendung dieser Methode wohl einmal größere Vorteile haben als Silvesters Methode. Die Anwendung wird bedeutend erleichtert, wenn man den Bewußtlosen auf einen Tisch (Operationstisch) legt.

Im allgemeinen aber läßt sich die Methode Silvesters besser anwenden, und sie ist auch wirkungsvoller, da die Arme

als Hebebäume dienen. Bei Experimenten an der Leiche bleibt
Pacini, was den Luftwechsel betrifft, weit hinter Silvester
zurück. Namentlich bei Rigidität der Muskeln, z. B. durch
Morphium-Intoxikation, ist Silvesters Methode vorzuziehen.

Die rigiden, wie Schnüre gespannten Mm. pectorales sind
verkürzt, fangen also sofort zu ziehen an und ziehen viel kräftiger
als die erschöpften Muskeln, die länger sind und sich zuerst
teilweise ausdehnen lassen, ehe sie an ihrer Insertion zu ziehen
anfangen. Bei rigiden Muskeln kann man Pacinis Methode
weniger gut anwenden.

Bains Methoden.

Bain modifizierte Pacinis Methode, indem er die Schultern
des Ertrunkenen derartig umfaßte, daß die vier Finger an beiden
Seiten in den Achselhöhlen, die Daumen auf den Schlüsselbeinen
ruhten.

Auch fand er die sog. „agitation of the body" als Methode.
Er erzielte einen Luftwechsel von 80—300 cm³, indem er den
Ertrunkenen, der auf dem Rücken auf dem Boden liegt, an den
Händen emporzieht und wieder zurückfallen läßt, während die
Füße des Patienten festgehalten werden.

Bains Agitationsmethode hat glücklicherweise keine Anhänger gefunden.

Howards direkte Methode.

Dr. Benjamin Howard aus New-York beschrieb seine
Methode zum ersten Male im Jahre 1871.[1]) Die folgende Beschreibung entnehme ich einem Artikel Howards in: the Lancet,
11. Aug. 1877, S. 194. Er nennt seine Methode die direkte
Methode.

Gegen Marshall Halls Rollmethode führt Howard u. a.
an, daß die Zunge bei der Bauchlage (Ausatmung) nach vorn
kommt, während dies nicht gerade notwendig ist, daß sie dagegen zurückfällt oder zurückzufallen droht bei der Lage auf der
Seite (Einatmung), während sie dann gerade nach vorn kommen
sollte. Weiter wendet er gegen Marshall Hall ein, daß beim
Wälzen auf die Seite der Körper einen Bogen bildet, der auf

---

[1]) Howard: The direct Method of Artificial Respiration (Prize
Essay). Transactions of the American Medical Association 1871.

Schulter und Hüfte stützt, wie eine Brücke auf zwei Pfeiler, so daß der auf den Brustkorb ausgeübte Druck den ganzen Brustkasten hinunterdrückt (da es keinen Gegendruck gibt) und also wenig Erfolg hat. Howard verwechselt hier, in der Hitze des Streites, die Einatmung mit der Ausatmung. Denn es muß ja bei der „prone position" komprimiert werden, nicht bei der „supine position" (Lage auf der Seite). Gegen Silvesters Methode wendet er ein, daß die Einatmung, obgleich sie klug erdacht ist, nicht gibt, was sie geben könnte. Das Kissen liegt unter den Schultern und gibt überflüssige (which is not wanted) Kontraextension. Es sollte unter der Magengegend liegen, so daß die Eingeweide nicht gegen das Diaphragma drücken. Die Ausatmung dagegen ist viel zu schwach. Der Körper bildet schon wieder einen Bogen und kann ausweichen. Der Helfer steht am Kopfende des Patienten und kann also die Rippen, die doch „require to be pressed with greatest force" nicht leicht erreichen So kann er sie nur hinunter und nach innen zu drücken, was in Bezug auf das Diaphragma unerwünscht ist.

Seine eigne Methode beschreibt er folgendermaßen: Rolle die Kleider des Ertrunkenen zu einem festen Kissen zusammen. Lege den Patienten auf den Bauch, das Epigastrium auf das Kissen: Epigastrium höchster, Mund tiefster Punkt. Lege nun beide Hände auf den Rücken gleich oberhalb des Kissens und drücke mit der ganzen Körperschwere, so daß der Magen und der untere Teil des Brustkorbes zwischen den Händen und dem Kissen einige Sekunden zusammengepreßt werden, zwei- bis dreimal direkt nacheinander. Komplette Drainage folgt kompletter Kompression: die Lungen werden, wenn sie dies brauchen, vom Wasser befreit, der Magen wird geleert. Wäre alles dies vielleicht auch überflüssig, so hat man doch keine Zeit verloren, denn die künstliche Atmung hat schon angefangen. Drehe nun schnell den Patienten auf den Rücken und lege ihn wieder auf das Kissen, so daß das Epigastrium am höchsten liegt. Lege die Pulse derartig hinter den Hinterkopf, daß man eine kräftige Extension des Rumpfes erhält, drücke sie gegen den Boden und befestige sie da. Ziehe nun die Zunge hervor mit einem Taschentuch zwischen Daumen und Finger und halte sie seitwärts, so daß zwei Drittel des Mundes offen ist. Bei dem tiefhangenden Kopf erleidet die Epiglottis keinen Druck, der sonst so oft beobachtet wird. Der freie Rippenknorpelrand ragt nun möglichst weit hervor und „there is a degree of fixed thoracic expansion not obtainable in any other manner".

„To produce respiration, you now kneel astride the patients hips, rest the ball of each thumb upon the corresponding costo-xyphoid ligaments, the fingers falling naturally into the lower intercostal spaces. Now, resting your elbows against your sides and using your knees as a pivot, throw the whole weight of your body slowly and steadily forward until your mouth nearly touches the mouth of the patient and while you might slowly count one-two-three; then suddenly by a final push, spring yourself back to your first erect position on your knees; remain there while you might slowly count one-two, then repeat; and so on about eight or ten times a minute . . ."

Während der Demonstration äußert der Patient schon sofort einen unwillkürlichen „gasp"; immer mehr gerät er „in our power" und wenn Howard plötzlich innehält, sehen die Zuschauer eine Serie unwillkürlicher Atmungswellen, die der Patient nicht mehr kontrollieren kann.

Ich hielt es für notwendig Howards Verfahren einigermaßen ausführlich und teilweise mit seinen eignen Worten zu erzählen, da in Holland wie auch in Deutschland über wenige an und für sich einfache Sachen solch ein großes Mißverständnis geherrscht hat (und vielleicht noch herrscht) wie gerade über diese Methode. Howard fixiert, wie wir sahen, den Körper in tiefer Einatmungs-lage. Dann bewirkt er tiefe Ausatmung durch kräftiges Zusammen-drücken des Brustkorbes, der jedesmal Einatmung durch das Zurückspringen der Rippen folgt. In sehr vielen Handbüchern findet man nun aber die verkehrte Meinung, daß das Vorn-überfallen des Helfers über den Patienten zur Erweiterung des Brustkorbes dienen, das Zurückspringen aber Ausatmung andeuten solle.

Ich nenne hier nur Bum[1]), Meyer[2]) und Schilling[3]).

---

[1]) A. Bum: Lexikon der physikalischen Therapie usw. für Ärzte. S. 49. (Berlin u. Wien 1904.)

[2]) G. Meyer: Erste ärztliche Hilfe. S. 401. (Berlin 1903.)

[3]) F. Schilling: Kompendium der ärztlichen Technik. S. 213. (Würzburg 1906.)

Wer sich über den Patienten fallen läßt, so daß die Gesichter sich fast berühren, ist froh, daß er mit Howard durch ein „final push" sich wieder erheben kann, und wird beim Vornüberfallen wohl nicht den Körper des Patienten „auf die Hände stützen" wie es in der holländischen Bearbeitung von C. Reissigs Medizinischer Enzyklopädie für die Familie, Amsterdam, S. 128, heißt. Die Vermutung liegt nahe, daß eine heilsame Furcht die Laien bei der Anwendung der Howardschen Methode von einem gewaltigen Zusammenpressen des Brustkorbes, der auch gewiß niemals zusammengepreßt werden soll, namentlich nicht bei einem Ertrunkenen, abgeschreckt hat. So hat sich allmählich auf dem Festland Europas eine Methode entwickelt, die gerade das Gegenteil der ursprünglichen Methode bezweckt. Die Änderung wäre lobenswert, wenn sie sich nicht in der Praxis als unausführbar erwiesen hätte.

Daß Howards Methode die Rippen gefährdet, hat sich sogar bei gesunden Versuchspersonen gezeigt. Auch die Leber wird von ihr bedroht, namentlich beim Ertrunkenen, bei dem sie sehr geschwollen ist. Schäfer[1]) sagt: „Ich erfuhr von einem Herrn, der Zeuge einer Demonstration war, die Howard mit seiner Methode machte, daß der Operateur bei dieser Gelegenheit etliche Rippen der Person brach, die sich freiwillig der Demonstration unterworfen hatte. Der andre und ernstere Zufall, d. h. die Leberruptur, ist leider auch nicht unbekannt und ereignet sich wahrscheinlich häufiger bei Ertrunkenen als man vermuten möchte. Mir selbst ist jüngst ein Fall bekannt geworden, wobei sich dieser Unfall ereignete und tödlich verlief, einige Stunden nachdem die Person anscheinend durch die Anwendung der Silvesterschen Methode wiederbelebt worden war. Es ist nicht unwahrscheinlich, daß Leberruptur für einige jener dunkeln Fälle verantwortlich ist, bei denen die Patienten ohne jede erkennbare Ursache, einige Zeit nach der künstlichen Wiederbelebung sterben, und bei denen der Tod gewöhnlich dem Shock zugeschrieben wird."

Auf die Gefahr für Leberruptur werden wir später ausführlicher zurückkommen.

---

[1]) E. A. Schäfer: Berl. klin. Wochenschr. S. 581. 29. März 1909.

Die Methode von Brosch.

Brosch veröffentlichte im Jahre 1896 eine Methode, bei der der Patient auf den Rücken über einen kleinen Schemel (hoch 25—30 cm und breit 40 cm) gelegt wurde, der von den Schultern bis zu den Lenden reichte. Nun streckt Brosch nicht nur, wie Silvester, die Arme den Kopf entlang, sondern er drückt sie zugleich hinunter, wobei Oberarm, Schlüsselbein und Brustbein als ein fester Hebebaum den Brustkasten erweitern. Ja, der ganze Rumpf wird aufgehoben, so daß schließlich hier nur die Schultern den Schemel, dort nur die Fersen den Boden berühren. Beim Zurückführen der Arme drückt er die Ellbogen nicht sanft gegen die Seiten, sondern er drückt sie mit Kraft auf die Brust. Große Schwankungen des Manometers zeigen sich hier, und kein Wunder! Kein Wunder auch, daß Meyer erfahren hat (l. c. S. 406), daß keine lebende Seele es lange bei dieser Methode aushalten kann. Dennoch rühmt er Brosch, der im Spirometer die meisten cm³ Luft erreicht. Denn das scheint die Hauptsache zu sein.

In der Berliner Klin. Wochenschrift vom 1. Febr. 1909 S. 207, sagen A. Loewy und George Meyer: „Es ist uns nicht erklärlich, wie Schäfer bei Anwendung des Silvesterschen Verfahrens nur auf eine Atemgröße von $^1/_2$ Liter pro Atemzug kommen konnte, während bei einer auch nur einigermaßen entsprechenden Handhabung des Verfahrens (nämlich nach der Broschischen Modifizierung) Werte von $1^1/_2$ bis 3 Liter zu erzielen sind.“ Und weiter: „Da nun bei Asphyktischen eine möglichst intensive Luft- und damit Sauerstoffzufuhr das wichtigste Moment für die Wiederbelebung darstellt, kann in Hinsicht darauf das Schäfersche Verfahren nicht in Konkurrenz mit dem Silvester-Broschischen Verfahren treten.“ Daraus sehen wir deutlich, wie der Kampf über die cm³ Luft alles beherrscht. Was soll doch, fragen wir uns, all diese Luft in den zirkulationslosen Lungen des Asphyktischen? Der Ertrunkene wird ganz vergessen vor dem Wettkampf um die Kubikzentimeter Luft!

G. Herter[1]), der eine sehr lesenswerte Übersicht über die

---

[1]) G. Herter: Deutsche med. Wochenschr. I. S. 790. 1905.

vier zuletzt genannten Methoden gibt, will schließlich die in Broschs Weise geänderte Methode Silvesters außerdem bei der Ausatmung durch Druck noch kräftiger machen, wie bei Howard. In dieser Weise bekommt man also auch mehr Luftwechsel! Weiter läßt er die Zunge immer festhalten und hält dies für einen sehr wichtigen Faktor, auf den bis dahin die Aufmerksamkeit noch nicht genügend gelenkt worden sei. Diese letzte Behauptung ist aber meines Erachtens ungerecht u. a. Howard gegenüber, denn letzterer legt gerade den Nachdruck darauf und sagt, indem er seine Methode kurz zusammenfaßt: „the few things needed to be done are, simply, done: the tongue needs holding forward — it is held; the ribs pressing — they are pressed.“

Schultzes[1]) Methode.

Im Jahre 1871 veröffentlichte Schultze seine sinnreich ausgedachte und leicht ausführbare Methode zur Wiederbelebung von asphyktischen Neugeborenen. Die Daumen über die Schultern des Kindes und die Finger hinten herum in die Achselhöhlen, schwingt man das Kind derartig, daß Bauch und Beine in die Höhe geschwungen werden, die Wirbelsäule sich biegt und das Zwerchfell durch die sich andrängenden Eingeweide gedrückt wird (Ausatmung). Schwingt man nun das Kind wieder zurück, so daß es an dem Schultergürtel hängt, dann streckt sich die Wirbelsäule, der Brustkorb erweitert sich (etwa wie bei Pacini), und das Diaphragma wird nicht nur von dem Drucke der Eingeweide befreit, sondern sogar hinabgezogen durch die Versetzung der Eingeweide im Bauche und den dadurch entstandenen geringeren Druck im oberen Teil der Bauchhöhle. Andre Methoden der künstlichen Atmung bei Neugeborenen, z. B. wenn man das Kind abwechselnd auf Bauch und Rücken von der einen Hand in die andre nimmt, das abwechselnde Rollen auf Bauch und Rücken, das Beugen der Beine gegen den Bauch, dem dann ein Strecken der Beine folgt usw., will ich hier weiter nicht besprechen. Sie stehen an Wirkung hinter Schultzes Methode zurück und sind gefährlich bei der großen und leicht zerreiß-

---

[1]) Schultze: Der Scheintod Neugeborener, S. 162, Jena 1871 und Münchener med. Wochenschr. S. 256. 1905.

baren Leber des Neugeborenen. Wie Schultzes Methode sich in dieser Hinsicht verhält, wird bei einer folgenden allgemeinen vergleichenden Übersicht über die verschiedenen Methoden der künstlichen Atmung näher erörtert werden.

Schäfers [1]) Methode.

Schäfer empfiehlt Kompression des untern Teiles des Brustkorbes bei einer Bauchlage des Patienten. Er verurteilt die Druckmethoden bei Rückenlage, weil diese nicht ohne Gefahr sind, da die Leber, namentlich wenn die Asphyxie eine Folge der Submersion ist, stark angeschwollen, mit Blut überfüllt ist und leicht zerreißt; außerdem fällt die Zunge bei der Rückenlage leicht nach hinten, schließt den Pharynx ab und hemmt die Atmung, während bei dieser Lage das Austreten des Wassers, des Schleimes usw. nicht erleichtert wird. Damit glaubt Schäfer auch Silvesters Methode, die eine Rückenlage vorschreibt, verurteilt zu haben. Diese soll außerdem relativ schwach in ihrer Wirkung sein und eine große Anstrengung erfordern.

Schäfer empfiehlt ausschließlich die Lage auf Brust und Bauch. Dann fällt die Zunge nach vorn und fließen außerdem Wasser, Schleim und Mageninhalt leicht fort. Während der Patient von Anfang bis zu Ende in dieser Lage bleibt, preßt man neben ihn oder über ihn knieend, abwechselnd etwa dreizehnmal pro Minute die untern Rippen mit beiden Händen zusammen, indem man mit dem ganzen Körpergewicht darauf ruht. Das abwechselnd nach vorn und nach hinten Schwingen des eignen Körpers ist dabei notwendig, ist aber nicht anstrengend. Schäfer experimentierte an einem Laboratoriumgehilfen von 23 Jahren, mit einem tüchtig ausdehnbaren Brustkorbe. Bei der Ausatmung geht die aus den Lungen getriebene Luft durch Maske und Schlauch durch ein Wasserventil und kommt darauf unter einen Spirometer mit einem Zeiger, der auf eine drehende Trommel schreibt. Bei der Einatmung strömt reine Luft durch ein andres Wasserventil nach dem Mundstück und den Lungen.

---

[1]) Schäfer: The relative efficiency of certain methods of performing artificial respiration in men. Edinburgh 1904.

Die folgenden Ziffern geben das Resultat der Untersuchung:

Methode	Resp.-Anzahl pro Minute	Gewechselte Luft pro Respiration	Gewechselte Luft pro Minute
Natürl. Atmung bei Bauchlage	13	409 cm³	6460 cm³
„ „ „ Rückenlage	12,5	422 „	5240 „
Schäfer	13	520 „	6760 „
Howard	13,6	295 „	4020 „
Marshall Hall mit Kompression	13	254 „	3300 „
„ „ ohne „	12	192 „	2300 „
Silvester	12,8	178 „	2200 „

Man beachte den geringen Luftwechsel bei Silvesters Methode, die wohl sehr nachlässig von Schäfer angewandt worden ist. Auch Howards Methode ist kein Recht widerfahren. Nur aus Furcht vor Leberruptur?

Während Schäfer mit der Silvesterschen Methode $2^1/_4$ l Luft pro Minute versetzt, mit der Howardschen 4 l und mit seiner eignen Methode 6 l, erhalten Loewy und Meyer[1]) folgende Resultate: mit der Silvesterschen Methode 18—36 l, mit der Howardschen 14 l, mit der Schäferschen 6 l pro Minute. Es kommt also darauf an, was man mit jeder Methode zu erreichen wünscht.

Jedenfalls ist es ein großer Fehler der Asphyktiologen der neuern Zeit, auch von Schäfer, daß sie dasjenige, was vielleicht gelten mag für eine gesunde Person, ohne weiteres auf den Ertrunkenen haben anwenden wollen. Vorläufig will ich mich hier nur auf die Atmung als solche, abgesehen von ihrem Einfluß auf die Herzwirkung, beschränken. Die Londoner Kommission vom Jahre 1862 experimentierte an Leichen, die vom Jahre 1903 an gesunden Personen. Ein Ertrunkener nun läßt sich, durch Abwesenheit der Reflexreizbarkeit und durch den Mangel an Muskeltonus besser vergleichen mit einer Leiche, was das Zurückspringen der zusammengedrückten Teile betrifft, als mit einer gesunden Person.

Keith (The Lancet 1909 l. c.) hat dies experimentell gezeigt. Schon wenn man einen Leichnam in die Bauchlage bringt,

---

[1]) A. Loewy und G. Meyer: Berl. klin. Wochenschr. 24. Mai 1909.

sinkt er viel tiefer ein, flacht sich mehr ab, als der gesunde Körper. Keith schreibt dies dem Mangel an Muskeltonus zu. Er sagt: „Is the living subject a reliable substitute for an apparently drowned individual? May one, with security, expect to obtain the same respiratory exchange in the one as in the other? There is a marked difference in their conditions. The apparently drowned subject is in a state of profound anaesthesia; the muscles are relaxed and destitute of tone. In the living subject, the muscles, in spite of any voluntary effort of the contrary, control the movements of the ribs and the viscera. The muscles of an apparently drowned subject are, as regards their action on the ribs and respiratory organs, comparable to those of the dead. Certain it is that the resiliency of the thorax in the dead differs in degree and in kind from that found in the living body, a difference, which I regard as due to muscular tone.“

Was mich betrifft, möchte ich gerne die Reflexbewegung als Hauptfaktor für die Erklärung des großen Unterschiedes betrachten. Ein Ertrunkener (von leichten Fällen spreche ich nicht) reagiert nicht auf Reize, seine Reflexe sind außer Wirkung. Eine gesunde Person aber kann, wenn sie es auch noch so gerne will und wenn sie auch meint sehr weit in dieser Kunst fortgeschritten zu sein, ihre Reflexe (einige sehr einfache vielleicht ausgenommen) nicht außer Wirkung stellen. Man versuche nur die Zunge zurückfallen zu lassen wie in der Ohnmacht, unter dem Einfluß der Schwerkraft. Kann man dies nicht, wie soll man uns denn glauben machen, daß wir bei der Anwendung von Schäfers Methode das zusammengesetzte Reflexspiel ausschließen können, das verursacht, daß der Körper nach jeder noch so unphysiologischen Zusammenpressung jedesmal wieder mit Kraft zurückspringt, so daß nun viel Luft angesogen wird? Beim Ertrunkenen ist der Zustand ganz anders. Hier geht das Zurückspringen langsam und unvollständig vor sich, nicht durch Reflex und Tonus, sondern nur durch die Elastizität der Gewebe. Die Londoner Kommission vom Jahre 1862, die an Leichen experimentierte, war, was die Versuche mit dem Spirometer betrifft, gewiß der Wahrheit näher, als die Kommission vom Jahre 1903. Aus ihren Versuchen hat sich gezeigt, daß Silvesters Methode bedeutend mehr Luft versetzt. Leider hat man schon damals angefangen die ursprünglich rein physiologisch gedachte

Silvestersche Methode zu verderben, indem man die Ausatmung durch starken Druck auf den Brustkorb kräftiger machen wollte, wodurch der Effekt im Spirometer natürlich größer wurde. Es ist schade, daß Silvester mit dieser Änderung seiner Methode einverstanden war. Denn nun siegte er zwar in dem Wettkampfe mit Marshall Hall, aber dieser Sieg vom Jahre 1862 war nur errungen durch Opferung des physiologischen Grundsatzes und mußte notwendigerweise zu der Niederlage vom Jahre 1904 führen.

Schon Howard versuchte Silvester in dem Kampfe um die Kubikzentimeter-Luft zu trumpfen. Bald folgte bis in unsre Zeit eine wilde Jagd der Physiologen und der Asphyktiologen um Luft im Spirometer, welches Wettrennen kulminiert in Brosch — Meyer — Herter. Man vergaß ganz den Ertrunkenen, wenigstens dessen Herzwirkung und Kreislauf. Wieviel Luft wäre doch wohl nötig, um die äußerst träge Lungenzirkulation, um das arme bißchen Blut mit Sauerstoff zu versehen?

Galenus hat schon den Zustand der Tiere während des Winterschlafes mit dem Zustande der Scheintoten verglichen: auch sie bewegen anscheinend den Thorax gar nicht. Im Kapitel 2 sahen wir, wie Hunter den Ertrunkenen vergleicht mit „a person in a trance". Beim letztern kehren die Lebensfunktionen von selbst wieder zurück, beim erstern gewöhnlich nicht, es sei denn, daß sie durch eine zweckmäßige Hilfe zu erneuter Tätigkeit angeregt werden.

Mehrfach habe ich die Aufmerksamkeit gelenkt auf die Torheit dieser Jagd um die Kubikzentimeter Luft im Spirometer, im Hinblick auf den Zustand, in dem sich die Zirkulation beim Ertrunkenen befindet.[1])

Trotzdem sagt G. Meyer noch in der Berliner Klin. Wochenschrift vom 10. April 1911: „Bereits die theoretische Erwägung zeigt, daß, je mehr Luft in einer bestimmten Zeiteinheit bei der künstlichen Atmung die Lungen durchströmt, desto wirksamer auch das Verfahren der künstlichen Atmung sein muß."

---

[1]) Nederl. Tijdschr. voor geneeskunde 1908, 2. H., S. 1436; 27. Nov. 1909; 19. März 1910, S. 869; 26. März, S. 963; 20. Aug., S. 532; 3. Sept., S. 820; 5. Nov., S. 1670; man sehe auch: The Lancet, 22. Mai 1909.

Bolands Methode.

In Holland hat der Militärarzt Dr. G. W. Boland eine neue Methode beschrieben in der Ned. Tijdschr. voor Geneeskunde 1910, 2. H., Nr. 6.

Boland legt den Ertrunkenen vornüber auf den Bauch, kniet über ihn, schlägt die Hände um seine Schultern und zieht diese hinauf und nach sich selbst zu. Die Wirbelsäule wird also überextendiert, die Brust und der obere Teil des Bauches von dem Drucke bei der Bauchlage befreit (Einatmung). Ausatmung erfolgt nun, wenn man den Patienten wieder nach vorn fallen läßt. Es ist selbstredend, daß der Kopf des Scheintoten von einem Helfer gestützt werden muß, sonst würde er jedesmal auf den Boden aufschlagen. Boland meinte, daß er in dieser Weise die von mir genannten Gefahren des Zusammenpressens des Körpers während der Ausatmung vermieden und zugleich den Vorteil bekommen habe, daß die Zunge nicht zurückfallen könne, da seine Methode von der Bauchlage ausgehe. Wenn man Bolands Methode bei Kindern anwendet, ist sie sehr leicht auszuführen; bei jungen Personen — Boland experimentierte mit Soldaten — geht es auch noch an, wenn die Arbeit dann schon zu schwer ist für eine Frau oder einen Knaben. Bei Menschen über 30 oder 40 Jahre läßt sich aber die Wirbelsäule gewöhnlich nicht mehr so leicht überstrecken, und bei noch ältern Personen läßt sich der Körper, wie ich aus Erfahrung weiß, nur wie ein Brett aufheben, was äußerst schwierig ist und sogar unmöglich für einen, der rittlings über den Patienten kniet.

Marshall Halls Methode läßt sich bedeutend leichter ausführen und scheint mir weniger schädlich als die Methode Bolands. Beim Hinlegen wird hier der Mageninhalt zusammengepreßt und beim Aufheben des Besinnungslosen muß der Mageninhalt wohl in die Luftröhre fließen. Denn er wird hineingeschüttet wie der Zucker in die Tüte des Kolonialwarenhändlers. Mir ist ein Fall bekannt, bei dem sich nach einer stundenlangen Anwendung mehrerer Methoden bei Intoxikation, post mortem zeigte, daß einige Rippen und die Wirbelsäule gebrochen waren, die Leber war zerrissen und der Mageninhalt herausgedrückt und aspiriert.

Es ist selbstverständlich, daß man in jeder Weise versuchen

kann, Luft in die Lungen hinein — oder aus denselben heraus —
v. v. zu treiben. Es hätte keinen Zweck, hier noch mehr Methoden
und Möglichkeiten zu erörtern.

Mit wenigen Worten muß hier aber gesprochen werden
über die Methoden, mit denen man versucht hat, durch Reizung
des Atmungszentrums auf reflektorischem Wege die eigne Atmung
des Scheintoten anzuregen.

Von künstlicher Atmung ist dabei nicht die Rede.

Sehr oft wird bei der Asphyxia livida neonatorum ein guter
Erfolg erreicht durch Schläge auf das Gesäß, Untertauchen in kaltes
Wasser und darauf ein warmes Wasserbad. Im 2. Abschnitt sahen
wir, wie kaltes Übergießen des Gesichtes, den sehr empfindlichen
N. Trigeminus entlang reizend, mit gutem Erfolg angewandt
wurde bei der meistens sehr lange anhaltenden Asphyxie infolge
der CO-Intoxikation. In jenem Kapitel wurden auch als sehr
wirkungsvolle Reize erwähnt: ein Schrei ins Ohr, das Bürsten
der Fußsohlen, das Reizen der Nasenschleimhaut usw. Bei allen
diesen Arten der Reflexreizbarkeit brauchen wir nicht länger
zu verweilen. Nur eine Methode verdient hier noch eine eigene
Behandlung:

Labordes[1]) Methode.

Im Jahre 1894 publizierte Laborde seine Methode, mit der
er versuchte mittels rhythmischer Traktionen an der Zunge
den N. laryngeus, den N. glosso-pharyngeus und den N. laryng.
sup. entlang das Atmungszentrum in der Medulla oblongata
zu reizen. Vom Atmungszentrum aus werden dann vom N.
phrenicus das Zwerchfell, von anderen Nerven die Brustatmungs-
muskeln, vom N. facialis die Nasenflügel gereizt.

Bandin empfahl für das Festhalten der Zunge eine von
Mathieu angefertigte Zange. Oft schon nach wenigen Traktionen,
oft auch erst nach 3 bis 5 bis 15 Minuten zeigt sich die Reflex-
wirkung durch ein „hoquet". Erst leise, dann allmählich kräftiger
wirkt das Diaphragma, dann kommt die Brustatmung in Gang,
endlich bewegen sich auch die Nasenflügel.

Es ist Laborde wohl einmal gelungen, Hunde nach einer

---

[1]) J. V. Laborde: Les Tractions rythmées de la langue. Paris,
Felix Mean éd. 1894.

Submersion von $3\frac{1}{2}$ Minuten wieder neu zu beleben. Bei einem Hunde gelang es, 2 Minuten nach dem Verschwinden des Corneareflexes und nachdem die zuerst aufeinander geklemmten Kiefer erschlafft waren, das Leben noch zu erwecken, worauf sich das Tier erholte. Laborde fing aber sogleich nach der Submersion an die Minuten zu zählen, und er zählte weiter, obschon der Hund sich sträubte und einmal mit dem Kopfe aus dem Wasser kam. Endlich blieb nach $3\frac{1}{2}$ Minuten der Hund unbeweglich unter Wasser. „On entend en ce moment des mouvements de déglutition, tandis que plusieurs grosses bulles d'air viennent éclater à la surface. On le retire alors de la cuve, 3 minutes $\frac{1}{2}$ après le début de la submersion." Der Kieferkrampf und der Corneareflex bestanden noch, deshalb wartete man, wie oben gesagt worden, noch 2 Minuten.

Laborde gibt ein ganzes Buch mit Beispielen, aus denen erhellen soll, daß die Anwendung seiner Methode alle andern übersteige und viele Leben gerettet habe, die sonst unwiederbringlich verloren gewesen wären. Und doch ist hier nicht die Rede von künstlicher Atmung. Die Lektüre seines Buches macht uns skeptisch allen wirklich oder vermeintlich mit irgendeiner Methode der künstlichen Atmung erhaltenen Resultaten gegenüber.

Aus allem zeigt sich, daß die Reflexreizbarkeit der Atmung lange dauert, länger vielleicht als der Corneareflex, aber Labordes Methode kann doch nur nützen, solange die Reflexreizbarkeit noch vorhält. Ist sie verschwunden, dann verschwendet man mit der Anwendung von Labordes Methode die richtige Zeit zur Ausführung der künstlichen Atmung. Es kann aber zweifelsohne sehr nützlich sein, Labordes Methode zu kennen. Denn erstens kann man mit ihr versuchen, die äußerst schwache eigne Atmung des Asphyktischen, der im Begriff ist wieder aufzuleben, in kritischen Augenblicken kräftiger zu machen. Sodann verhilft sie uns zugleich mit der Aussicht auf Reizung des Atmungszentrums zu einem wundervollen Mittel, Wasser und Schleim aus dem Halse herauszubringen. Last not least ist die Methode an und für sich unschuldig, man kann mit ihr das hinsterbende Leben nicht auslöschen, was mit vielen andern Methoden leider der Fall ist.

Die direkte Reizung des Diaphragmas mittels des elektrischen Stromes ist schon im 2. Abschnitt besprochen worden.

Seit Hufeland kann man in der Anwendung dieser Methode nur einen geringen Fortschritt konstatieren. Sie kann bloß in Kliniken angewandt werden.

Die Herzmassage ist eine Methode unsrer Zeit. Ohne Zweifel reizt sie das Herz zur Kontraktion. Erleichtert sie aber auch die Arbeit des Herzens? Jede Methode der künstlichen Atmung reizt ja auch das Herz. Die schlechten Methoden stehen in dieser Hinsicht nicht hinter den guten zurück. Und was die in einigen Fällen mit der Herzmassage erhaltenen eklatanten Resultate betrifft, sie können nicht schöner sein als die, die man mit der Tabakspfeife, durch Klatschen in die Hände, durch „Entstickung" usw. (vgl. Abschn. 2) bekommen hat, noch als diejenigen, die mit allen Methoden der künstlichen Atmung erzielt sind, testibus auctoribus. Bei Ertrunkenen, die aus Süßwasser gezogen sind, möchte ich nicht gerne Herzmassage ausüben. Bei andern Arten der Asphyxie kann sie unter Umständen vielleicht großen Nutzen haben. Auch bei aus Salzwasser gezogenen Ertrunkenen, bei denen also die Aufgabe des Herzens nicht durch Überfüllung des Herzens und der Blutgefäße erschwert worden ist, will ich sie nicht tadeln. Hier aber wird, solange man noch Leben spüren kann, auch die künstliche Atmung allein zu dem Ziele führen können.

Die Atmung und der Kreislauf während des Ertrinkens nach den Untersuchungen von Brouardel und Paul Loye.[1]

Paul Bert hielt eine Ratte eine Minute lang unter Wasser, zog sie dann heraus, tötete sie und fand kein Wasser in der Trachea, auch keinen Schaum. Als er eine Ratte länger unter Wasser behielt, folgten einige tiefe Atmungen. Tötete er jetzt das Tier, so fand er die Trachea, die Bronchi, sogar die Lungen mit schaumigem Wasser gefüllt. „Ainsi l'eau s'introduit dans l'appareil respiratoire au moment où l'animal, ayant perdu la conscience de ses actes et ne résistant plus, se laisse aller et commence la série des mouvements respiratoires que je vous ai signalés, mouvements fatals, qui ne font que hâter et assurer sa mort."

Mit diesen einfachen Versuchen von Paul Bert waren Brouardel und Paul Loye nicht zufrieden. Sie experimen-

---

[1] Arch. de physiol. 1889, S. 408—422, S. 449—459, 578.

tierten mit Hunden, nachdem sie zuerst in die Trachea eine Trachealkanüle mit Doppelhahn eingeführt hatten, so daß man nach Belieben Wasser oder Luft einströmen lassen konnte, während die Quantität des eingeatmeten Wassers verzeichnet wurde. Meistens atmen die untergetauchten Hunde sofort in einer Phase der Überraschung und des Schreckens ($\pm$ 10 Sekunden), eine geringe Quantität Wasser ein. Dann folgt eine refraktäre Periode (2. Phase) von $\pm$ 1 Minute, in der die Atmung gänzlich stockt. In der 3. Phase widersetzt das Tier sich nicht mehr, atmet aber tief, so daß die Lungen in 10—20 Sekunden voll Wasser laufen. Auch diese Phase des tiefen Atmens dauert etwa eine Minute. In der 4., gleichfalls etwa eine Minute langen Phase, bemerkt man Atemstillstand mit Verlust der Reflexirritabilität u. a. der Cornea. In der 5. und letzten Phase, die nur $^1/_2$ Minute dauert, bemerkt man das Ausstoßen des letzten Atemzuges, das sich in 3 bis 4 Bewegungen äußert.

Bei der Submersion (in der 3. Phase) überwiegt der diaphragmale Atemtypus, während bei Asphyxie durch Erwürgen die costale Respiration deutlich wahrnehmbar ist. Beim Erwürgen strengt das Tier alles an, Atem zu bekommen, bei der Submersion strengt es sich an nicht zu atmen. Zu diesem Zwecke bringt es den Brustkorb in eine expiratoire Lage, so daß das Wasser nicht durch den engen Zugang der Nase, der Glottis oder der Trachea (bei Kanülisierung) hineinströmen kann. Dies ist dasselbe bei der Atmung durch die Nase oder durch die Trachealkanüle. Am Ende der zweiten Phase, also ungefähr eine Minute nach dem Untertauchen, reizt das jetzt stark mit Kohlensäure überladene Blut die Atmungszentren, die bis dahin durch den Willen (oder vielmehr durch Reflex) außer Wirkung gehalten waren, so kräftig, daß die 3. Phase eintreten muß.

Die refraktäre Periode, die sich durch Inhibition des Thorax kennzeichnet, wird erweckt durch Reizung des R. nasalis N. Trigemini, wie auch des N. laryngeus sup., welche Nerven Paul Bert „les sentinelles de la respiration" genannt hat.

Es ist sehr fraglich, ob jemand diesen Reflex zu überwinden und unter Wasser willkürlich zu atmen imstande wäre. Aber Willen und Reflex wirken hier zusammen, um nicht zu atmen. Glottiskrampf ist nicht die Ursache. Brown-Séquard hat gezeigt, daß Reizung der Regio laryngea nicht nur den Atem, sondern auch die Zirkulation und die psychischen Funktionen zum Stehen bringen und einen plötzlichen Tod durch Inhibition hervorrufen kann. Die Kriminalmedizin gibt Beispiele von Todesfällen durch äußere auf die Regio laryngea ausgeübte Gewalt. Auch bei Ertrunkenen kommt der Tod durch Synkope vor. Man findet dann weder Schaum in Trachea oder Bronchi, noch flüssiges Blut in dem Herzen.

Schneidet man beim Hunde die beiden Vagi durch, dann atmet das Tier durch die Trachealkanüle ruhig weiter und kommt also in dieser Hinsicht sofort in die 3. Phase. Wenn man ihn aber ganz untertaucht, dann sieht man Atmungsstillstand (2. Phase), jetzt, da die Vagi durchgeschnitten sind, erweckt durch die Haut- und die Trigeminusreflexe. Ein in tiefe Chloroformnarkose gebrachter Hund (keine Corneareflexe) atmet unter Wasser ruhig weiter und stirbt schon nach einer Minute.

Auch bezüglich des Kreislaufes während des Ertrinkens haben Brouardel und Paul Loye interessante Versuche gemacht.

Die von ihnen gesammelten Resultate findet man in der folgenden Übersicht:

Zeitbestimmung	Pulsschläge pro 5 Sek.	Pulsschläge pro Min. 12×5 Sek.	Minima des Blutdruckes in cm Hg.	Maxima des Blutdruckes in cm Hg.
vor der Immersion	13	156	12	13,4
während der Immersion	10	120	15	16
5 Sek. nach der Immersion . . .	7	84	11	14,4
20 „ „ „ „ . . .	7	84	14,4	19
40 „ „ „ „ . . .	4	48	13	20,6
1 Min. „ „ „ . . .	4	48	15	21
2 „ „ „ „ . . .	3	36	10	17
3 „ „ „ „ . . .	4	48	3	4
3 „ 10 Sek. nach der Immersion	3	36	2	3
3 „ 30 „ „ „ „	2	24	0	0,4
5 „ nach dem letzten Atemzug .	—	20	—	—
(„après le dernier soupir“)				
8 „ „ „ „ „ .	—	5	—	—
11 „ „ „ „ „ .	—	3	—	—
15 „ „ „ „ „ .	—	2	—	—
15 à 26 Min. nach dem letzten „ .	—	1	—	—

Aus dieser Tabelle und aus den Wahrnehmungen während ihrer Versuche machten Brouardel und P. Loye die Schluß-folgerungen:

1. Während und nach der Submersion sind die Kontrak-tionen der Herzkammern seltener aber weit energischer als vor derselben. Dadurch entsteht ein großer Druckunterschied im arteriellen Blute zwischen den Maximis und den Minimis.

2. Das Blut der Ertrunkenen ist stark verdünnt; das Blut in der linken Kammer, das ja eben die Lungen passierte, in höherem Maße als das Blut in der rechten Kammer. Kurz nach dem Tode ist das Blut geronnen. Allmählich aber (oft innerhalb 10, oft erst nach 24 Stunden) decoaguliert sich dieses Blut und wird flüssig, zuerst im rechten Herzen, dann in der V. cava inf., dann in der linken Kammer und in den Bauchadern, zuletzt in der V. porta, in der es oft mehrere Tage hindurch in geronnenem Zustande bleibt. Das flüssige Blut in dem rechten Herzen gilt für den Kriminalarzt als ein Kennzeichen vom Tode durch Er-trinken, ist aber tatsächlich ein postmortales Symptom, das erst 10 bis 24 Stunden post mortem auftritt.

Der Rapport der Londoner Kommission vom Jahre 1903.

Der 26. Mai 1903 war ein wichtiges Datum für die Lehre der Asphyktiologie. An diesem Tage erstattete nämlich eine von der Royal Medical and Chirurgical Society of London ernannte Kommission einen Bericht über die Erscheinungen, die bei dem Tode durch Submersion vorkommen und über die Mittel, den Scheintoten zu retten.

Die Kommission unter Schäfers Präsidium hat sich eine zweifache Aufgabe gestellt: 1. das Suchen nach der wirkungs-vollsten und zugleich einfachsten Methode, künstlich die Atmung anzuregen; 2. das Untersuchen der physiologischen Erscheinungen im Zusammenhang mit der Atmung und dem Kreislauf bei Asphyxie, die dadurch erweckt war, daß Wasser statt Luft in die Lungen eingeführt wurde, wie auch nach den Erscheinungen beim Aufleben vom Scheintode durch Submersion. Für den ersten Zweck wurden diesmal nicht, wie von der Kommission vom Jahre 1862, Versuche angestellt an Leichen mit Tracheal-kanüle, sondern an gesunden Menschen. Diese waren versehen mit einer Maske auf Nase und Mund, oder, und dies gelang besser, mit einem hörnernen Mundstück, das durch die Lippen abgeschlossen wurde; die Nase wurde mit einer Klemme geschlossen.

Die Tierexperimente zum zweiten Zweck wurden von Schäfer und Herring in Edinburg gemacht. Das zuerst genannte Experiment an gesunden Personen fing in London an, wurde aber später auch in Edinburg fortgesetzt.

Die Kommission unterscheidet drei Arten der künstlichen Atmung: 1. die aktive Erweiterung des Brustkorbes durch das Hinaufziehen der Rippen (Einatmung) und das erfolgende Zurückfallen derselben (Ausatmung); 2. das Zusammenpressen des Brustkorbes (Ausatmung), dem ein Zurückspringen desselben folgt (Einatmung); 3. das Hineintreiben der Luft in die Lungen mittels einer Pumpe oder eines Blasebalges. Auch letztere Methode hält die Kommission für wertvoll. Howath hat gezeigt, daß durch kräftiges Einblasen mit dem Blasebalg genügend Luft in den Brustkorb getrieben werden kann, um die Lungen zu erweitern, während bei einer vielfachen Wiederholung die Aëration des Blutes genügt. Praktisch ist die Methode, der Natur der Sache gemäß, fast niemals ausführbar, „but its efficacy should not be forgotten, especially since it appears to afford a means of forcing air into the alveoli in cases in which the more gentle current of air, which is produced by movements of the ribs, fails to find a passage through the frothy mucus, which may partially block the bronchi." Man sieht hieraus also, daß die Insufflatio vehemens, vor der von holländischer und französischer Seite so oft gewarnt worden ist, in England noch immer erstrebenswert erscheint.

Silvesters Expansionsmethode wurde angewandt sowohl bei Bauch- als bei Rückenlage, auch bei Seitenlage, und zwar wurde sie dann an einem Arm ausgeführt mit oder ohne Kompression des Brustkastens bei Ausatmung.

Die Kompressionsmethoden Marshall Halls, Howards und Schäfers wurden verglichen. Bei der Anwendung dieser Methoden auf Hunde in Asphyxie wurde es auch dieser Kommission klar, wie leicht bei zu großem Drucke Leberruptur mit Bluterguß in der Peritonealhöhle entstehen kann. Auch nach Anwendung der Druckmethoden bei Menschen auf dem Operationstische, z. B. bei Chloroformvergiftung, ist diese Tatsache mehrmals nach dem Tode konstatiert worden. Bei der Rückenlage darf man denn auch nur auf die Mitte der Brust stark drücken; drückt man auch auf das Epigastrium, dann soll dies sanft und allmählich geschehen. Es ist richtig, daß bei Druck auf den Bauch der venöse Blutstrom nach dem Herzen zu gefördert wird, aber gerade dann entsteht die Gefahr, daß das sowieso schon mit Blut überfüllte Herz die Arbeit einstellt.

Bei fünf Personen (Physiologen) wurde unter fast gleichen Umständen experimentiert; nachstehende Tabelle zeigt den Luftwechsel bei den verschiedenen Methoden:

I	II	III	IV	V	VI	VII	VIII	IX	X	XI	XII	XIII	XIV	XV	XVI	XVII
Versuchsperson	Alter	Körpergewicht	Körperlänge	Brustumfang in mm	cm³ vitale Kapazität	cm³ gewöhnliche Ausatmungsluft	Traktion, Rückenlage	Traktion, Rückenlage u. Kompression	Kompression, Rückenlage	Traktion, Bauchlage	Traktion u. Kompression, Bauchlage	Kompression, Bauchlage	Unilaterale Traktion, Seitelage	Unilaterale Trakt.u. Kompress. Seitelage	Kompression mit Seitelage	Rollmethode mit Kompression
A	25 J.	54,8	1,666	862	3900	300	300	580	470	360	490	360	270	600	330	640
B	29 ,,	58,6	1,666	880	3700	290	280	540	300	320	320	300	300	520	440	600
C	30 ,,	80	1,834	960	5300	400	290	390	370	240	380	400	260	320	350	490
D	39 ,,	95,8	1,742	1062	4900	360	210	380	340	260	350	400	230	350	300	450
E	52 ,,	60,7	1,710	842	3570	290	210	400	260	180	280	370	280	370	260	360
Durchschnittlich	70		1,724	921	4274	328	258	458	348	272	365	366	268	432	336	508

Die Kommission hebt den Effekt von Marshall Halls Methode mit Kompression und den der Kompressionsmethoden überhaupt hervor und verweist für diese Unterabteilung der Untersuchung auf einen Appendix zu dem Rapport, der die Resultate Schäfers erwähnt.

Die in dem genannten Rapport durch zahlreiche Abbildungen erläuterte Untersuchung nach den Erscheinungen bei Tod durch Ertrinken zeigte:

1. Bei Süßwasser:

a) Daß die Lungen, solange das Versuchstier, das Wasser statt Luft einatmet, lebt, sehr schnell dem Blute das Wasser abtreten. Die Blutflüssigkeit hat dann auch hinsichtlich der Corpuscula zugenommen, nur in einem Falle sah man deutlich Wasserretention in den Alveolen und zwar in dem Falle, in dem man mittels des Blasebalges Luft eingeblasen hatte.

b) Daß die Submersion einmal sehr bald zum Tode führt, das andere Mal bis 8 Minuten dauern kann, und daß in diesem Falle doch noch Wiederbelebung folgt. Die Todesursache ist Herzparalyse oder Mangel an Luft, dadurch, daß die Alveolen mit Schleim und Schaum gefüllt sind. Doch kam auch Wiederbelebung vor, obgleich sich später zeigte, daß die Lungen mit Schaum und Schleim gefüllt waren; es müssen dann noch viele Alveolen frei geblieben sein.

2. Bei Seewasser:

a) Während die Lungen nach Submersion in Süßwasser durch Resorption wenig oder kein Wasser enthalten, ist dies bei Salzwasser ganz anders, in einem Falle kam sogar mehr Wasser aus den Luftwegen heraus als eingeatmet war. Die Osmose erklärt dies leicht. Es wird mehr Schleim und Schaum gebildet, aber beide sind dünner und zerfließen leichter.

b) Der Tod trat nicht schneller auf, vielmehr später; auch wurde die natürliche Atmung leichter erweckt.

Weitere Schlußfolgerungen der Kommission sind, daß beim Ertrinken der Blutdruck gewöhnlich sofort fällt (Herzinhibition, Lähmung des vasomotorischen Systems), bisweilen aber anfangs steigt. Nicht selten steht das Herz mit Pausen still, ohne daß der Blutdruck im Verhältnis dazu fällt, da dann die Arteriolae sich kontrahieren. Schließlich erlahmen auch diese, und wenn dann die Herzinhibition anhält, fällt der Blutdruck auf Null. Die Atmung, die oft anfänglich nach vorübergehender Inhibition kräftiger wird, wird allmählich langsamer und oberflächlicher und hört endlich ganz auf, so daß Herztätigkeit und Blutdruck meistens länger dauern als die Atmung. Diese Fälle geben gute Aussichten für die künstliche Atmung. Bisweilen jedoch stellen das Herz und die Atmung zugleich ihre Tätigkeit ein. In andern Fällen aber hört zuerst das Herz auf und geht die Atmung weiter. Wahrscheinlich wirkt das mit Kohlensäure überfüllte Blut lähmend auf die rhythmische Wirkung des Herzmuskels.

Einspritzung von Adrenalin erhöht nur flüchtig den Blutdruck und nützt im übrigen keineswegs. Wenn bei beginnender Auflebung die natürliche Atmung wieder auftritt, ist es interessant zu sehen, wie schnell Herztätigkeit und Blutdruck sich wieder herstellen. Bei künstlicher Atmung dagegen ist dies nur selten der Fall.

Bei der Diskussion, die dem Verlesen des Rapportes folgte, führte Silvester, der der Versammlung beiwohnte, wichtige Bedenken gegen den ersten Teil der Arbeit der Kommission an. Er hielt Versuche an Leichen mit einer Röhre in der Luftröhre, wie sie die Kommission vom Jahre 1862 gebraucht hatte, für wünschenswert. Bei der Anwendung einer Maske oder eines Mundstückes weiß man nicht, ob nicht bei Kompression ein Teil der Luft aus dem Magen heraus in denselben hineingetrieben wird; namentlich bei Bauchlage kann dies leicht vorkommen. Bei dieser Lage wird außerdem der Mageninhalt ausgetrieben und bei der Einatmung leicht von den Lungen eingesogen. Vergleicht man Spalte IX mit XVII, um die es sich doch eigentlich handelt, so sieht man nur einen geringen Unterschied zwischen dem Resultat der Silvesterschen und dem der Marshall Hallschen Methode. Und nun hatte man außerdem seine Methode auch schlecht angewandt. Die Traktion, die ungenügend war, um den Patienten über den Teppich zu bewegen, war auch ungenügend, um eine tüchtige Einatmung zu bewirken. Selber ließ er denn auch immer die Füße von einem Helfer festhalten. Hätte man seine Methode richtig angewandt, dann hätte diese Untersuchung zur Bestätigung der Schlußfolgerung der Kommission vom Jahre 1862 geführt. In den für Laien bestimmten Vorschriften, wie die der Royal Humane Society, hatte er das Drücken des Brustkorbes bloß mit den Armen der Patienten vorgeschrieben, damit die Brustwand nicht verletzt werde. Seine von der Royal Humane Society angenommene und mit der goldnen Fothergillmedaille belohnte Methode wurde seitdem in der ganzen zivilisierten Welt angewandt und hat zahlreiche kostbare Leben retten können.

Silvesters Protest aber vermochte nicht die Kommission vom Jahre 1903 ins Wanken zu bringen. Jede Rückenlage wurde als solche mißbilligt wegen der Gefahr der Aspiration von Schleim usw., des Zurückfallens der Zunge und der Aussicht auf Leberruptur bei Kompression.

Bei der Bauchlage wird alles dies vermieden. Man kann dabei zugleich Traktion anwenden, wie bei Silvester, aber dies ist namentlich anfangs nicht wünschenswert, weil bei der aktiven Erweiterung des Brustkorbes der hinausfließende Schleim zu leicht angesogen wird; zuerst sollen lieber nur die Lungen von Wasser und Schleim befreit werden.

Im Namen der St. John Ambulance Association sagte der Generalinspektor Woods, daß Silvesters Methode gute Resultate gebe, im allgemeinen aber werde der Brustkorb dabei bei der Ausatmung nicht kräftig genug zusammengepreßt.

Noch einige andere Redner sagten ihre Meinung über diese Frage, und es zeigte sich, daß einige von ihnen, offenbar ängstlich geworden durch die von beiden Seiten in den Vordergrund geschobenen Gefahren, zurückverlangten nach Blasebalg und Insufflation, die die Aussicht auf Wiederbelebung sehr förderten und sich als sehr nützlich herausstellen würden.

Spontane (normale) und künstliche Atmung.

Die künstliche Atmung soll die Zirkulation des sauerstoffhaltigen Blutes fördern. Hat das Blut einen genügenden Sauerstoffgehalt erreicht, so können Herz und Atmungszentrum wieder harmonisch zusammenwirken. Damit ist die Aufgabe der künstlichen Atmung zu Ende. Dem erschöpften Herzen darf aber durch die Methode der künstlichen Atmung keine einzige erhöhte Anforderung gestellt werden, die Zirkulation darf in keiner Hinsicht von ihr gehemmt werden. Im Gegenteil, die künstliche Atmung muß die Aufgabe des von ihr gereizten Herzens erleichtern.

Eine kurzgefaßte Besprechung der Atmung im Zusammenhang mit der Herztätigkeit und der Zirkulation möge hier folgen:

Kraft ihrer Elastizität versuchen die Lungen fortwährend sich zusammenzuziehen, sich also von dem nach allen Seiten geschlossenen Brustkasten zu entfernen. Daran werden sie aber gehindert durch den atmosphärischen Druck, der sich von außen her durch Nase, Rachen, Larynx, Trachea und Bronchi, bis in die Alveolen fortpflanzt. Infolge dieses Druckes müssen die Lungen dem Brustkasten, sobald dieser sich bei Einatmung erweitert, folgen. Je weiter die Einatmung fortschreitet, um so stärker werden die Lungen ausgedehnt, um so stärker wird auch ihre elastische Ziehung an Brustwand und Diaphragma. Sie werden aber nicht frei, denn dann würde ein luftleerer Raum zwischen Lungen und Brustkasten entstehen, und dies wird durch den Luftdruck, der von außen her in die Luftwege dringt, verhindert. Fällt, bei Erschlaffung der Einatmungsmuskeln, der

Brustkorb zusammen, dann ziehen die Lungen noch immer; auch nach der tiefsten Ausatmung sind sie noch nicht ganz zur Ruhe gekommen. Erst bei Eröffnung des Brustkastens in vivo oder in cadavere kann die Lunge, sobald Luft in die geöffnete Pleura dringt, ihre elastische Eigenschaft zeigen und sich um den Hilus pulmonis zusammenziehen.

Die Einatmung kommt ausschließlich zustande durch Kontraktion folgender Muskeln: Diaphragma, Intercostales externi, Levatores costarum, Serrat. post. sup., Scaleni und noch einiger Muskelgruppen, die in der Wirbelsäule ihren Anfang nehmen und sich an die Rippen heften. Außer diesen zur Einatmung dienenden Muskeln können auch einige andere Muskeln, die unter gewöhnlichen Umständen dazu dienen, den Kopf oder die Arme nach dem Brustkasten zu bewegen (st.-cl. mast., pectorales usw.), vieles dazu beitragen, den Brustkorb zu erweitern, bei Fixation des Kopfes und der Arme.

Durch Zusammenziehung der Einatmungsmuskeln, also bei der Einatmung, wird der Brustkorb in seinen drei Dimensionen erweitert. Dabei werden die Rippen aus ihrem Gleichgewichtszustand gezogen, die knorpelartigen Enden werden bedeutend um ihre Längsachse gedreht, während der Inhalt der Bauchhöhle unter einen erhöhten Druck gebracht wird.

Die Einatmung muß demnach den Widerstand der in elastische Spannung kommenden Rippen, den der elastischen Lungen und den erhöhten Druck in der Bauchhöhle überwinden, welcher Widerstand in demselben Maße zunimmt wie die Expansion des Brustkorbes fortschreitet. Am Ende der Einatmung bildet die Kontraktion der Einatmungsmuskeln Gleichgewicht mit der Summe der genannten Widerstände.

Erschlaffen nun die Einatmungsmuskeln, so springt der Brustkasten in seinen Gleichgewichtszustand zurück, während der Druck in der Bauchhöhle das Diaphragma emportreibt. Vielleicht wirkt Kontraktion der Intercostales interni aktiv ein wenig mit. Außerdem aber ziehen die Lungen an Brustwand und Diaphragma und bringen diese nicht nur bis an ihre Gleichgewichtslage, sondern über dieselbe hinaus, so daß nun darin elastische Spannung auftritt, die in dem Maße zunimmt wie die Atmung fortschreitet. Erst in dem Augenblick, in dem diese wachsende Spannung Gleichgewicht macht mit der Traktion der Lungen, kommt bei normaler Atmung die Ausatmung zum Stehen.

Machte sich also bei der Einatmung die Traktion der Brustwand und des Diaphragmas zentrifugal, die der Lungen zentripetal in zunehmendem Maße geltend, so bleibt aber bis zum letzten Moment der Ausatmung die Neigung der beiden genannten Mächte, sich voneinander zu entfernen, bestehen.

Daß in der Tat am Schlusse der Ausatmung der Brustkasten über seine Gleichgewichtslage hinausgebracht worden ist, zeigt sich bei seiner Eröffnung in cadavere, wobei die Bewegung des Brustkastens auf eine drehende Trommel verzeichnet wird. (Paul Bert.) Sofort steigt der Zeiger bei der Eröffnung und beschreibt jetzt eine Linie, die höher ist als der ihr vorhergehende Teil. Es zeigt sich auch an der Leiche mit offnem Bauche und geschlossenem Brustkasten, daß die Kuppel des Diaphragmas stark hinaufgezogen und durch die Traktion der Lungen gespannt ist. Ebensowenig wie bei der Einatmung die Lungen sich von Brustwand und Diaphragma entfernen können, ebensowenig können bei der Ausatmung Brustwand und Diaphragma sich von den Lungen loslösen. Der Druck der Atmosphäre und der intraabdominale Druck verhindern dies.

Infolge des fortwährenden gegenseitigen Versuches der Brustwand und der Lungen, sich voneinander zu entfernen, herrscht nun im Brustkasten, außer intrabronchial, fortwährend ein Druck, der geringer ist als der atmosphärische. Das ist der sog. negative Druck. Dieser Druck macht sich demnach geltend auf das Herz, auf die kleine oder Lungenzirkulation, auf die Koronarzirkulation, auf den Ductus thoracicus.

Bei tiefer Einatmung macht der negative Druck Gleichgewicht mit einer Quecksilbersäule von 30—40 mm; bei gewöhnlicher Einatmung von 10—15 mm, bei gewöhnlicher Ausatmung von 6—8 mm.

Anders wird dies bei tiefer Ausatmung. Während die Einatmung, die fortwährend und ausschließlich durch Muskelkontraktion zustande kommt, aktiv ist, die Ausatmung dagegen durch das Zurückspringen des Brustkastens und die Traktion der Lungen stattfindet und passiv genannt wird, kommt bei tiefer Ausatmung Bewegung der Muskeln in Betracht. Die tiefe Ausatmung ist aktiv. Die Muskeln, die sich dabei anstrengen, sind die der

Bauchwand und überhaupt die Muskeln, die imstande sind, die Rippen hinunterzuziehen. Die Bauchmuskeln ziehen die Rippen hinunter und drücken zugleich vermittels des erhöhten Druckes auf die Baucheingeweide das Diaphragma hinauf; die Brustwand läßt sich nicht länger durch die Lungen mitziehen, sondern drückt nun selbst die Lungen zusammen, um die in ihnen enthaltene Luft unter einen erhöhten Druck zu bringen und sie dadurch mit eventuell anwesendem Schleim usw. auszutreiben. Aktive Ausatmung nehmen wir wahr beim Husten. Aktive Ausatmung können wir auch anregen durch Kompression des Brustkastens oder des Brustkastens und des Bauches zusammen. Husten und Kompression können also beide dazu dienen, Fremdkörper aus den Luftwegen zu entfernen.

In den Luftwegen herrscht bei offner Stimmritze und Stillstand des Brustkorbes ein Druck, der naturgemäß der mit ihnen kommunizierenden atmosphärischen Luft gleich ist. Während der Ausdehnung des Brustkastens bei Einatmung entsteht eine geringe Druckabnahme, die Donders auf 1 mm Quecksilber und weniger berechnet hat; während der Ausatmung eine ungefähr ebenso große oder nur etwas höhere Druckerhöhung. Unter normalen Umständen darf man also den intrapulmonalen Druck annähernd gleich dem der Atmosphäre nennen. Wie beim Schließen der Nase und des Mundes der positive und der negative Druck bei Aus- und Einatmung exzessiv hinaufgetrieben werden können, ist von Donders gezeigt worden. Aber außerhalb der Luftwege herrscht der intrathorakale negative Druck.

Dieser negative Druck macht sich geltend auf:

1. Die große oder Körperzirkulation, namentlich auf den venösen Blutstrom. In dem sehr ausgedehnten Gebiet der Kapillargefäße hat die Staukraft des Blutes bedeutend abgenommen, so daß man in den Venen, auch durch die ansaugende Kraft des Brustkastens und des Herzens, die sich geltend macht, schließlich von dem aus dem Herzen stammenden Vis a tergo kaum etwas bemerkt. Das Fortströmen des venösen Blutes nach dem Herzen wird jetzt gefördert durch die Saugkraft des Brustkastens, abhängig von dem negativen Drucke, durch die Ansaugung des Herzens selbst, namentlich während der Systole der Kammern, auch durch Muskelkontraktionen und vielleicht ein

wenig durch Arteriapulsationen, während das Zurückströmen des venösen Blutes durch die Aderklappen verhindert wird. Der negative Druck im Brustkasten übt fortwährend eine ansaugende Wirkung aus auf den venösen Blutstrom, der durch die hohlen Adern nach dem rechten Herzen geht. Während der Einatmung wird diese Ansaugung kräftiger, indem der negative Druck größer wird. Durch die Kontraktion des Diaphragmas wird außerdem der Druck in der Bauchhöhle erhöht, so daß der zunehmende Druckunterschied sich hier nach beiden Seiten hin fühlbar macht. Die Ansaugung des venösen Blutes nach dem Brustkasten pflanzt sich fort bis in die Venae des Kopfes und der obern, indirekt auch der untern Gliedmaßen. Aus diesem Umstand läßt sich u. a. die Gefahr vor Luftembolie beim Aderlaß erklären. Es ist aber selbstverständlich, daß diese Gefahr größer wird, je näher man dem Herzen kommt.

Ursprünglich herrscht noch positiver Druck in den Venen. In dem Maße wie dieser allmählich geringer wird und in dem Maße, wie das Blut sich dem Herzen nähert und also unter die Einflußsphäre der Ansaugung des Brustkorbes und des Herzens kommt, in demselben Maße wird auch der Druck in den Venen Null und dann ganz negativ in zunehmendem Maße, je mehr das Blut sich dem Herzen nähert und unter den periodisch erhöhten Einfluß der Einatmung kommt. Das venöse Blut der untern Gliedmaßen strömt während der Einatmung nicht leichter nach dem Bauch, wegen des dann erhöhten Druckes in der Bauchhöhle, aber wohl gleich nach der Einatmung, also während der Ausatmung.

2. Die kleine oder Lungenzirkulation. Die ganze Lungenzirkulation liegt im Gebiete des intrathorakalen negativen Druckes. Demzufolge wird regelmäßig eine erweiternde Kraft auf die Gefäßwände des ganzen Stromgebietes ausgeübt, und das Blut wird deshalb mit geringerer Kraft hindurchgetrieben, weil es einen viel geringern Widerstand überwinden muß, auch in den Arterien, als das ohne den negativen Druck im Brustkorb der Fall wäre. Beim Hunde soll der Druck in der Lungenarterie durchschnittlich auch nur 20 mm Quecksilber betragen.

Daher die wenig entwickelte rechte Kammerwand. Der Herzmuskel richtet sich nach der Arbeit, die zu verrichten ist, d. h. nach dem Widerstand, den er überwinden muß.

Darin liegt ein großer Vorteil für die Lungenzirkulation unter normalen Umständen, aber auch eine große Gefahr sobald der negative Druck, z. B. durch äußere Umstände, wie das kräftige Zusammenpressen des Brustkastens, aufgehoben wird. Die sehr zweckmäßig schützende knöcherne und doch ausdehnbare und zusammenziehbare Brustwand schützt den Brustinhalt und demnach auch das Herz und die kleine Zirkulation, vor schädlichen äußern Einflüssen. Außerdem können die gewöhnlichen und die akzessorischen Einatmungsmuskeln kräftig als Schützer auftreten, wenn jemand , ins Gedränge" kommt. Zur Not kommt die schützende Kraft der Arme gleichfalls zu Hilfe, um eventuellen Druck von dem Brustkasten fern zu halten. Alles ist also darauf eingerichtet, das Herz zu schützen und seine Aufgabe zu erleichtern. Von nicht geringer Bedeutung für den Austausch von Gasen in den Lungen ist es, daß das leichte Durchströmen des Blutes durch die Lungen periodisch noch erhöht wird bei der Einatmung, dadurch, daß der negative Druck dabei zunimmt.

Wenn defibriniertes Blut unter standhaftem Drucke in die Lungenarterie hineingetrieben wird, während die Lungen in eine gläserne Glocke gesetzt sind, in der die Luft mittels einer Luftpumpe verdünnt werden kann, während die atmosphärische Luft intrapulmonär durch eine in die Trachea fixierte Röhre drückt, so sieht man, wie der Debit des durchströmenden Blutes, das die Lungen durch eine in den linken Vorhof fixierte Kanüle verläßt, bedeutend größer wird bei zunehmender Luftverdünnung um die Lungen herum. Auch ist durch Unterbindung der Herzbasis, ohne daß die Pleura geöffnet wird, von Hegar und Spehl festgestellt worden, daß die Lungen nach der Ausatmung weniger Blut enthalten als nach der Einatmung.

So sehen wir denn, daß bei jeder Einatmung in demselben Augenblick, in dem ein Strom frischer Luft in die Lungen hineindringt, zugleich ein wachsender Strom Blut durch die Lungen geht, so daß die Gelegenheit zum Gasaustausch dann möglichst günstig ist. Die Bedeutung der aktiven Einatmung für die Lungenzirkulation und die Aëration des Blutes ist also sehr groß.

3. Die Koronarzirkulation. Auch diese wird bedeutend gefördert durch ihre Lage im Gebiete des negativen Druckes. Auch hier wird, gleichwie bei der Lungenzirkulation, der Wider-

stand in den Gefäßen für das passierende Blut erleichtert durch die auf die Gefäßwände ausgeübte erweiternde Kraft des negativen Druckes. In den Artt. coronariis herrscht bekanntlich der volle hohe Druck des Blutes in der Aorta. In den Koronarvenen, im Sinus coronarius dagegen, herrscht wie im rechten Vorhof, ein negativer Druck. Das an und für sich schon so kleine Stromgebiet wird, wie experimentell von mir festgestellt ist [1]), bei Kontraktion der Vorhöfe auf die Kammern, bei Kontraktion der Kammern auf die Vorhöfe beschränkt, so daß während der Kontraktion der Vorhöfe die Kammern, während der Kontraktion der Kammern die Vorhöfe mit voller Kraft durch das durchströmende Blut dilatiert werden. Unter Anerkennung des Einflusses des negativen Druckes auf das leichtere Durchströmen des Blutes fällt in der Tat ein neues Licht auf den großen, schon früher (l. c.) von mir gezeigten Einfluß der Koronarzirkulation auf die kräftige rhythmische Erweiterung der Herzhöhlen in Diastole. Die Größe dieses Einflusses läßt sich nicht berechnen durch Experimente an dem herausgeschnittenen Herzen, auch nicht an dem Herzen in situ bei geöffneter Brusthöhle.

Ebenso wie bei der Lungenzirkulation muß auch bei der Koronarzirkulation die Durchströmung des Blutes während der Einatmung periodisch zunehmen. In dem Maße also, in dem dem Herzen bei der Einatmung mehr Blut zugeführt wird, sowohl durch die Hohladern, wie durch die Lungenadern, wie in dem Maße, in dem die Kammern bei jeder Kontraktion mehr Blut verarbeiten müssen, in demselben Maße wird auch der Anteil der Koronarzirkulation an der Ausdehnung der Herzhöhlen in Diastole bedeutender, ebenso wie der der andern zu diesem Zwecke mitwirkenden Faktoren.

Auch auf den Strom von Chylus und Lymphe macht der negative Druck der Brusthöhle seinen Einfluß geltend. Auch dieser Strom wird während der Einatmung kräftiger durch die erhöhte Ansaugung des Brustkastens und die gleichzeitige Druckzunahme in der Bauchhöhle.

---

[1]) G. van Eysselsteijn: Die Koronargefäße und ihr Einfluß auf die Dilatation der Herzhöhlen in Diastole. Zeitschr. für klin. Medizin. 70. Bd. Heft 1 u. 2.

Idem: De uitzetting van het hart in diastole. Nederl. Tijdschrift voor Geneeskunde. 2. H., Nr. 4. 1906.

Es ist selbstverständlich, daß auch die während der Einatmung erhöhte Funktion des Herzens und die dabei unter dem Einfluß der Koronarzirkulation zunehmende Expansion der Vorhöfe eine dann erhöhte Ansaugung des Inhaltes des Ductus thoracicus nach der Vena subclavia nach sich ziehen muß.

Dies alles ist ohne Zweifel von großer Bedeutung, für unser Thema ist es aber weniger wichtig. Das Lob des negativen Druckes im Brustkasten ist nicht bald erschöpft. Für unsern Zweck ist wichtig sein Einfluß auf die Zirkulation, auf die Zirkulation in ihrem ganzen Umfange, wobei die der Lungen und des Herzens nicht, wie gewöhnlich geschieht, übersehen werden darf.

Die große Zirkulation muß sich fortwährend nach allerlei Umständen richten, wie Arbeit und Ruhe der Muskeln und Drüsen, dem Gehen, Stehen, Liegen oder Sitzen, nach Wärme und Kälte, nach allerlei äußern und innern oft sehr schnell wechselnden Einflüssen. Die linke Kammerwand hat sich nach ihnen akkommodiert und ist darauf berechnet, nach Bedürfnis mehr oder weniger Arbeit zu verrichten. Sie ist sofort imstande, sei es denn auch innerhalb bestimmter, individuell verschiedener Grenzen, sich nach den gestellten Anforderungen zu richten. Die gute Durchströmung des Blutes ist hier fast ausschließlich abhängig von der pünktlichen Wirkung der linken Kammer. In der kleinen Zirkulation aber ist es anders. Hier ist eine gute Zirkulation, dank dem negativen Drucke, sowohl abhängig von der dargebotenen bequemen Gelegenheit zur Zirkulation des Blutes wie von der dadurch nicht wenig „verwöhnten" rechten Kammerwand. Äußere Einflüsse, wie plötzlicher Temperaturwechsel usw. sind fast völlig ausgeschlossen. Die ganze Zirkulation ist sicher und warm im Brustkasten verwahrt. Muß vereinzelt mehr Arbeit verrichtet werden, dann kommt kräftigere und tiefere Atmung sowohl der kleinen wie der großen Zirkulation zu Hilfe und die Befriedigung der dabei durch die Einatmungsmuskeln der Blutzirkulation höher gestellten Anforderungen ist nur Sache der großen, nicht der kleinen Zirkulation. Die rechte Kammer ist denn auch nicht darauf berechnet, eine bedeutende Störung in dem Stromgebiet der kleinen Zirkulation zu überwinden, wenigstens nicht, wenn diese Störung plötzlich auftritt oder doch so schnell, daß die Kammerwand keine Zeit hat, sich ihr gehörig anzupassen. Darin liegt meines Erachtens auch die

Gefahr bei Pneumonie, sogar schon gleich im Anfang der Krankheit, noch ehe die Rede sein kann von Erschöpfung oder weit vorgeschrittener Intoxikation des Patienten oder des Herzens, wiewohl natürlich mit diesen Momenten die Gefahr größer wird. Das Cor pneumonicum wird mit Recht gefürchtet! Bei gehemmter Strombahn kann das rechte Herz sehr wenig vertragen. In diesem Falle genügt oft eine Gemütserregung, eine Unvorsichtigkeit bei der Pflege, ein Transport, das Herz seine Arbeit einstellen zu lassen.

Wie liegt nun die Sache bei Kompression des Brustkorbes?

Eine gesunde kräftige Person kann in dieser Hinsicht wohl etwas vertragen. Doch wird sie, wenn sie ins Gedränge kommt, instinktiv, ihren Brustkorb durch Anspannung der Einatmungsmuskeln und sodann zur Not mit den Armen und Ellbogen zu schützen versuchen. Dann steht es traurig um zart gebaute Frauen und namentlich um die Kinder. Diese sind in Gefahr „erdrückt" zu werden. Dabei ist es nicht notwendig, daß die Rippen gebrochen werden oder der Brustkorb selbst verletzt wird. Die Gefahr liegt in der gehemmten Atmung, mehr noch in der gehemmten Zirkulation in den Lungen und in dem Herzen. Auch das „Totliegen" eines Kindes durch die infolge großer Ermüdung oder Betrunkenheit tief eingeschlafene Mutter kann in dieser Weise erklärt werden. Hier ist die Gefahr der Kompression des Brustkastens deutlich genug. Niemand war auch bis jetzt, soweit mir bekannt war, verwegen genug, Kompression des Brustkastens als Methode künstlicher Atmung bei Säuglingen und jungen Kindern anzuwenden. Der Brustkasten läßt sich hier allzu leicht zusammenpressen, der intraabdominale Druck allzu leicht erhöhen.

Inzwischen finde ich jetzt in einem „Lehrbuch der Physiologie", in dem Schäfers neue Methode besprochen und ihrer leichten Anwendung wegen empfohlen wird, daß diese Methode, die nach der aerographischen Untersuchung Schäfers so vorzüglich gefällt (!), nicht ausreicht bei Neugeborenen. Wir wissen doch, daß man bei der blauen Asphyxie mit Hautreizen, bei der blassen mit Silvester, Pacini oder Schultze ausgezeichnete Resultate erhält. Was bedeutet denn dieses „nicht ausreichen" von Schäfers Methode bei Neugeborenen? Hoffen wir, daß nicht viele Kinder als Opfer dieser neuen Methode gefallen sind oder noch fallen werden.

Die künstliche Atmung durch Zusammenpressen des Brustkastens hat, angewandt bei gesunden Erwachsenen, vielleicht noch niemals direkt wahrnehmbaren Schaden angestiftet. Die Kompression ist abwechselnd, dem künstlich bewirkten positiven Drucke in dem Brustkorb folgt abwechselnd ein Zurückspringen des Brustkastens und also negativer Druck.

Daß das gesunde Herz es dabei aushalten kann, ist genügend hervorgegangen aus den Versuchen Howards u. a. Die Zirkulation geht ruhig weiter bei abwechselnder Kompression. Dies ist auch der Fall bei der aktiven Ausatmung durch Husten und Pressen. Aber weder das eine noch das andere kann man für geeignet halten, einem erschöpften Herzen die Arbeit zu erleichtern. Das Herz fährt sogar zu schlagen fort bei geöffnetem Brustkasten, wenn wenigstens künstlich frische Luft in die Lungen eingeführt wird. Wird man nun sagen, daß dieser negative Druck nur wenig Bedeutung für die Zirkulation zu haben scheint?

Es gibt viele Faktoren, die etwas zu einer guten Zirkulation des Blutes beitragen. Einige dieser Faktoren können erfahrungsgemäß zeitweise außer Wirkung gebracht werden, ohne daß das Herz sofort seine Tätigkeit einstellt. — Es ist aber unrichtig, wenn man aus diesem letzten Umstande folgert, daß die Bedeutung eines jeden dieser Faktoren für die Herztätigkeit gering sei, daß das Herz auch ohne ihn „gleich gut" zu arbeiten fortfahre.

Denn das Experiment zeigt nur, daß das Herz in seiner Tätigkeit fortfährt, nicht, daß dies „gleich gut" geschieht. Die Kraft der Kontraktion, die Genauigkeit der Ausdehnung, die Vollkommenheit der Kontraktion in Systole, der Ausdehnung in Diastole, müßte man zu dem Zwecke genau messen und nicht nur während des Experimentes, sondern auch unter normalen Umständen.

Bei den Versuchen zur Wiederbelebung von Ertrunkenen, auch bei Asphyxie durch Erstickung usw. darf das, was noch lebensfähig ist, nicht durch eine unüberlegte oder vielmehr unphysiologische Handlung ausgelöscht werden. Dem Herzen geht es ohnehin schon schlecht genug. Das rechte Herz ist mit Blut überfüllt, die rechte Kammer kann ihre Arbeit nicht oder kaum verrichten, und gerade dieser Teil des Herzens ist nicht auf Extraarbeit berechnet. Wird man diesen weiter schwächen, dadurch, daß man das Herz und die Lungenzirkulation unter ein anormales Druckverhältnis bringt? Man mag hinsichtlich des Einflusses des negativen Druckes auf die Zirkulation noch so skeptisch sein, man wird doch einräumen müssen, daß Obenstehendes, solange es nicht in jeder Hinsicht und völlig widerlegt worden ist, die Kompression des Brustkastens als Methode künstlicher Atmung unerlaubt macht. Es ist auffallend, daß die Alten den Zustand des Scheintodes Asphyxie genannt haben, indem sie dabei mit Recht der Herztätigkeit den Vorrang zuerkannten, während man in unsrer Zeit kaum irgend welche Arbeit über dieses Thema finden wird, in der nicht beiläufig gesagt wird, daß Asphyxie „ohne Puls“ bedeutet und demnach ein unrichtiger Name ist für das Fehlen der Atmung. Die Alten hatten recht, auf das Herz kommt es an: Hoc vigente, sagen wir mit Hufeland (S. 37), vita perdurat. Unde ergo melius vitae resuscitationem expectemus?

Die Asphyktiologen der Neuzeit sind bei der Jagd auf die Kubikzentimeter Luft auf den Holzweg geraten. Es wird Zeit, daß wir davon zurückkehren.

Vergleichende Übersicht der verschiedenen Methoden der künstlichen Atmung bei Asphyxie.

Jetzt folge eine kurze Übersicht über Für und Wider der gebräuchlichsten Methoden der künstlichen Atmung.

Zuerst einiges über asphyktische Neugeborene. Insufflation mit dem Munde in Nase oder Mund kann bei Neugeborenen leicht angewandt werden und wird vielleicht das Ausdehnen der atelektatischen Teile der Lungen fördern. Insufflation mit Instrumenten wird in dieser Hinsicht mehr Effekt haben. Aber empfehlenswert ist dies gewiß nicht. Namentlich wenn das Herz nicht mehr genügend wirkt, wird man bei der Insufflation, die den intrathorakalen Druck erhöht, und der eine Kompression folgt, die diesen Druck noch mehr hinauftreibt, dem Kinde schaden, während das mit Sauerstoff versehene Blut, das in den Lungen stagniert, keinen Nutzen hat.

Weit besser ist Schultzes Methode. Niemand, der diese Methode angewandt hat, wird leugnen, daß sie wirkungsvoll ist. Sie hat eine große Anzahl anfangende Leben erhalten. Wo Hautreize ohne Wirkung sind, da kann oft Schultzes Methode noch Rettung bringen.

Etwas andres aber ist es, ob die Methode an und für sich unschädlich ist. Jedenfalls muß sie von einem Sachverständigen und mit Umsicht angewandt werden. Einatmung und Ausatmung sind hier beide aktiv. Bei der Schwingung: „Kopf niedrig", wird der Brustkorb zusammengepreßt (Ausatmung) durch den Druck der Eingeweide, des Rumpfes und der Beine und Kontradruck an den Schultern.

Bei der Schwingung: „Kopf hoch" wird der Brustkorb ausgedehnt durch Traktion des Bauches und der Beine und Gegenzug an den Schultern. Der Effekt der Atmung als solcher ist groß, ergibt Druckschwankungen, die wohl eine Höhe von 40 mm Quecksilber erreichen können. Während der aktiven Einatmung wird die Lungenzirkulation gefördert und das Blut aus den Adern in die Vorhöfe gesogen. Wenn aber Schultze sich vorstellt, daß bei seiner Ausatmungsschwingung das Blut aus den überfüllten Kammern hinaus und in die A. pulmonalis und sogar in die A. Aorta hineingetrieben wird, dann muß er den Druck in diesen Arterien schon für sehr gering halten. Das Treiben des Blutes aus den Kammern hinaus und in die Arterien hinein muß ein für allemal der Herzkontraktion überlassen werden. Man kann allerdings, wie wir gesehen haben, die Arbeit für die rechte Kammer zu erleichtern suchen durch die aktive Einatmung, die physiologisch ist, und durch eine gleichfalls physiologische Ausatmung, die abnormale Kompression scheut. Aber vom letzten Standpunkt aus behauptet, scheint mir Schultzes Handgriff nicht unbedenklich. Gegen Schultzes Methode ist von verschiedenen Seiten angeführt worden, daß dabei Gefahr droht vor Milz- und Leberruptur, Blutungen in Leber, Milz, Nieren, Nebennieren, Pleura, Pericardium, Rückenmark. Blutungen im Gehirn, ja selbst Schädelfraktur sollen wohl einmal dabei wahrgenommen sein (Max Hirsch, Deutsche Med. Wochenschrift 1912 Nr. 10). Schultze hebt jedoch hervor, daß man bei Kindern, die während der Geburt gestorben sind, doch schon leicht Leberblutungen findet. Bei den ersten Atmungen fängt nämlich die Lungenzirkulation an, das Blut strömt kräftig durch die vier Lungenadern hindurch und in den linken Vorhof, wodurch die Zirkulation des Blutes aus den Hohladern und namentlich aus der V. cava inf. durch den rechten in den linken Vorhof (durch das Foramen ovale hindurch) verhindert wird. Daher plötzliche Stauung in der V. cava inf. und der Leber, wobei die Kapillargefäße namentlich unter der peritonealen Bekleidung platzen können. Daher auch Hämatom der Nebenniere usw. Schultze wünscht selbst seine Methode nicht anzuwenden bei leichter Asphyxie, wobei Hautreize angewandt werden sollen. Auch nicht bei zu früh Geborenen. Aber bei bleicher und schlaffer Asphyxie (kein Muskeltonus) hält er sie für angemessen und bei sachverständiger Anwendung für unschädlich.

Es scheint mir, daß man an Schultzes Einatmungsschwingung nichts aussetzen kann. Was die aktive Ausatmung betrifft, so scheint die Furcht begründet, daß die normaliter schon vorhandene Gefahr vor Blutungen bei der plötzlich veränderten Zirkulation dadurch größer wird. Bei einer einigermaßen ungeschickten Manipulation kann Ruptur der großen, mit Blut überfüllten Leber uns nicht wundern, und der Druck auf den Brustkasten bei der Ausatmung ist unphysiologisch. Mit der Ausatmungsschwingung sei man jedenfalls vorsichtig.

Es hat mich immer gewundert, daß weder Silvesters noch Pacinis Methode bei Säuglingen öfter angewandt wird. Ist etwas gegen das Ziehen an den Armen oder an den Schultern einzuwenden? Denkt man sich das Resultat bei dem zarten Brustkasten zu gering? Die Literatur läßt mich hier im Stiche, und meine eigne Erfahrung ist in dieser Hinsicht nicht groß. Einige Male habe ich Silvesters Methode bei Neugeborenen mit günstigem Erfolg angewandt. Ein Fall scheint mir in mehr als einer Hinsicht erzählenswert:

In Hellevoetsluis wurde 1892 von meinem Kollegen Marinestabsarzt Lorentz meine Hilfe angerufen, um wenn nötig Chloroform zu verabreichen, da er Version und Extraktion zu verrichten wünschte. Eine Nabelschnur hing heraus und schlug nicht. Herztöne nicht beschleunigt (140) und kräftig. Die Diagnose: Zwillinge, ein Kind lebendig und eins tot, lag auf der Hand. Bei vollständig geöffnetem Muttermunde verrichtete Lorentz Version und Extraktion. Das Kind, bleich und schlaff, wird für tot gehalten. Während Lorentz sich reinigt und ich die Mutter bewache und konstatiere, daß die Gebärmutter noch sehr voluminös ist, kommt mir der Gedanke, das neugeborene Kind einmal nach Silvesters Methode zu behandeln. Nach wenigen Traktionen ändert die Farbe sich und das Kind fängt zu schreien an. Die Nabelschnur hatte offenbar doch, wenigstens außerhalb der Wehen, Blut durchströmen lassen. Es war ein kleines Kind, die Mutter war eine Multipara. Das zweite Kind kam kurz darauf, tüchtig schreiend, zur Welt. Beide Kinder waren ein Jahr später noch am Leben.

Bei Erwachsenen erwarte man keine günstigen Resultate von der Insufflation. Als Beweis, daß die Luft in die Lungen und nicht in den Magen hineingetrieben wird, sieht man, daß Brust und Bauch sich ein wenig ausdehnen. In der Ausatmungslage, in der der Brustkasten des Scheintoten sich befindet, sahen wir, daß die Traktion der elastischen Lungen Gleichgewicht macht mit der elastischen Spannung, in der sich die über die Gleichgewichtslage hinaus gezogenen Rippen und das Zwerchfell befinden. Überwindet nun die Insufflation die Traktion der Lungen, dann springt der Brustkorb in seine wirkliche Ruhelage zurück. Wenn man ihn dann noch aktiv ausdehnen will, muß die Insufflation wohl sehr kräftig sein. Das Diaphragma läßt sich leichter nach unten zwingen, abhängig vom Druck in der Bauchhöhle. Die Insufflation bewirkt, außer der Erweiterung des Brustkorbes, eine aktive Erhöhung des intrapulmonären und des intrathorakalen Druckes. Je kräftiger die Insufflation, um so verderblicher muß sie auch in dieser Hinsicht wirken. Auch wissen wir jetzt, daß wir den nützlichen Effekt der Insufflation beim geöffneten Brustkasten des Versuchstieres nicht bei der Insufflation beim geschlossenen Brustkasten des Ertrunkenen erwarten dürfen (c. f. S. 48), während sie außerdem im letzten Falle große Gefahren mit sich bringt, wie durch Experimente an Tieren von Van Hasselt u. a. festgestellt worden ist.

Damit ist nicht gesagt worden, daß ein Scheintoter unter Umständen nicht einmal mittels eines Blasebalges gerettet werden könnte. Wenn das Herz noch etwas vertragen kann, wenn die Zirkulation, wenn auch nur schwach, fortfährt, dann werden die Aeration des Blutes in den Lungen und der auf das Herz ausgeübte Reiz gewiß nützlich sein und den Patienten retten können. Aber die Methode als solche ist schlecht, weil sie einen schlechten Einfluß ausübt auf die Druckverhältnisse im Brustkasten, auf die Lungenzirkulation und auf das Herz, und weil sie die oben genannten Gefahren mit sich bringt. Über die andern Methoden mittels Instrumenten brauche ich hier nichts weiteres zu sagen.

Die Methoden der künstlichen Atmung ohne Instrumente werden am besten in zwei Gruppen eingeteilt:

1. **Die Kompressionsmethoden (Marshall Hall, Howard, Schäfer).** Aktive Ausatmung, passive Einatmung. Gerade im Gegensatz zu dem normalen physiologischen Zustande. Die Anhänger dieser Methoden suchen ihre Stärke in dem Quantum der von ihnen aus- und eingetriebenen Luft. Wer den Brustkorb am meisten zu verkleinern weiß, gewinnt den Wettkampf. Druck und Gegendruck nicht zu vergessen. „The ribs require to be pressed" (Howard), presse sie dann zusammen.

Schon hat sich eine Stimme erhoben gegen kräftiges Zusammenpressen bei der Rückenlage. Schäfer wies auf die Tatsache, daß die Leber dabei wohl einmal zerreißt. Doch steht es wohl fest, daß Howard die Leber nicht mehr gefährdet als Schäfer, der schon sofort durch die Bauchlage Brust und Bauch zusammendrückt und dann noch erst mit dem eigentlichen Zusammenpressen anfangen muß.

Bei dem Scheintoten, der erst kürzlich noch lebendig aus Fluß oder Graben gezogen wurde, verschwindet das in die Lungen gedrungene Wasser schon bald durch Resorption. Die großen Körpervenen sind mit verdünntem Blute überfüllt, auch das rechte Herz ist überfüllt und hat sich erweitert. Die Leber, dieser große Schwamm, deren Bedeutung für den Kreislauf Wenckebach so klar und deutlich erörterte, ist überfüllt mit Blut und angeschwollen.

Wer wird nun den Mut haben, den Bauch des Ertrunkenen, dessen Bauchinhalt schon durch die „prone position" zusammengepreßt wird, außerdem noch mit dem halben Körpergewicht des sog. „Helfers" zu pressen? Ist dies nicht eine höchst gefährliche, mörderische Hilfeleistung?

Schäfer selbst sagt: „For in drowned individuals the liver is enormously swollen and congested and ruptures easily, as Dr. Herring and I found when endeavouring to resuscitate drowned dogs by this (Howards) method of artificial respiration."

Und   seine eigne Methode muß ja hinsichtlich der Leberruptur noch viel gefährlicher sein als die Methode Howards. In dieser Ansicht stehe ich nicht allein. Keith sagt (l. c.): „It is said that the engorged liver has been ruptured in performing the Howard method; if that is so, then the danger is as great or even greater in the Schäfer method, for the weight of the operator is added to that of the patient's own body."

Und zur Beurteilung der angeführten Experimente bedenke man, daß bei einer gesunden Versuchsperson die Leber nicht leicht zerreißen wird, daß dies aber bei einem Ertrunkenen sehr leicht geschehen kann.

Ein andrer wichtiger Punkt ist der Mageninhalt. Dieser wird durch die Kompression ausgetrieben. Die Anhänger der Kompressionsmethoden halten dies für einen Vorteil. Mit Unrecht meines Erachtens. Bei passiver Einatmung kann, nach Zusammendrückung des Körpers, der ausgetriebene Mageninhalt ebenso gut aspiriert werden wie bei der aktiven Einatmung durch Traktion. Das Aspirieren ist hier hauptsächlich eine Frage des Druckunterschiedes. Je kräftiger man zusammenpreßt und je weniger dabei der Körper ausweichen kann, um so größer wird der Druckunterschied. Je kräftiger die Druckmethode wirkt zur Leerpressung des Magens, um so größer wird demnach die Gefahr der Aspiration. Auch auf diesem Weg kann man den Ertrunkenen töten.

Bei einer gesunden Person preßt man den Mageninhalt nicht leicht heraus, beim Ertrunkenen geht dies aber sehr leicht. Und es ist wohl gewiß, daß, sobald der Brustkasten, wenn die Kompression nachläßt, zu saugen anfängt, sehr leicht etwas von dem herausgepreßten Mageninhalt in die Luftwege gerät.

Bei der Bauchlage des Patienten ist die Gefahr für Aspiration des ausgetriebenen Mageninhaltes, jedesmal wenn der Brustkorb zurückspringt, groß. Bei dieser Lage sieht der Helfer außerdem wenig von dem, was in dieser Hinsicht vorgeht.

Nur dies ist gewiß, daß der Mageninhalt, der im Magen bleibt, nicht aspiriert wird. Nur bei einer Traktion, der keine Kompression vorangegangen ist, wie bei der ursprünglichen

Methode Silvesters, darf man hoffen, daß der Mageninhalt nicht ausgetrieben wird.

Die Gefahren der Leberruptur und der Aspiration des ausgetriebenen Mageninhaltes sind Nachteile der Kompressionsmethoden. Dazu kommt noch das Unerlaubte dieser Methoden wegen ihres schlechten Effektes auf die Herztätigkeit, indem sie hindernde Druckverhältnisse im Brustkorbe hervorrufen. Aber ebenso wie bei der Insufflation ist es auch bei der Kompression denkbar, daß sie, wenn die Herztätigkeit wenigstens noch genügend ist, den Scheintoten rettet. Aber mit einer Herztätigkeit, die, bei allem Jammer, auch noch einer Zusammenpressung des Brustkastens gewachsen sein muß, darf nicht gerechnet werden. Die Methode ist schlecht, weil sie unphysiologisch ist.

Als Howard seine Methode demonstrierte, wies er, nachdem die Versuchsperson einige Zeit „in his power" gewesen war, als er innehielt, mit Genugtuung auf eine Serie unwillkürlicher Atmungswellen, die die betreffende Person nicht kontrollieren konnte. Hielt er dieses Symptom mit Recht für einen Beweis der Tauglichkeit seiner Methode? Eine ruhige, wenn auch kurze, Apnoe, hätte hier, meiner Ansicht nach, den Vorzug verdient. Doch scheint Howard dem Manne kein bleibendes Übel zugefügt zu haben. Daß Schäfers Versuchsperson das flach auf Bauch- und Brustliegen nicht unangenehm zu finden scheint, ist an und für sich schon beneidenswert. Daß sie außerdem so gut abwechselnde Kompression verträgt, harmoniert mit der Tatsache, daß sie einen elastischen Brustkorb und eine große vitale Lungenkapazität besitzt, und plädiert für ihre Herzfunktion. Ein gesunder Mensch kann vieles vertragen. Die Lage auf Brust und Bauch ist aber höchst unangenehm. Dies weiß ein jeder. Man versucht dabei von selber den Brustkasten zu schützen, indem man sich auf die Schultern oder auf Arme und Ellbogen stützt.

Der Brustkasten will nun einmal nicht zusammengepreßt werden. Wir haben gesehen, weshalb er das nicht will. Bei meinem Unterricht lege ich immer den Nachdruck auf die Tatsache, daß Versuchspersonen, die gebeten werden, sich vornüber hinzulegen, dabei eine Lage annehmen, die den Brustkasten frei hält, es sei denn, daß ihnen nachdrücklich aufgetragen wird, dies nicht zu tun.

Die ,,prone position‘‘ nun ist viel bedenklicher als die Rückenlage, weil der Brustkasten dabei fortwährend zusammengedrückt bleibt. Bei Marshall Hall und Howard ist die Kompression abwechselnd, bei Schäfer ist sie teilweise bleibend. Tadelt Schäfer kräftige Kompression bei Rückenlage wegen der Gefahr für die Leber, so ist die Bauchlage an und für sich schon eine Gefahr für Herzfunktion und Zirkulation. Die von ihm erhaltenen Resultate mit künstlicher Atmung bei Versuchstieren, sind nicht sehr ermutigend, wenn man sie mit Versuch XXV vergleicht, wo ein Hund nach einer Immersion von 6 Minuten ohne künstliche Atmung wieder auflebt. Der Effekt auf den Blutdruck ist meistens traurig. Setzt dagegen die eigne Atmung wieder ein und überläßt man das Tier derselben, dann ist es oft überraschend zu sehen, wie schnell Herzfunktion und Blutdruck in den normalen Zustand zurückkehren. Die Kommission vom Jahre 1903 betrachtet dies als einen Beweis des gleichzeitigen Auflebens aller Zentra in der Medulla oblongata. Es ist aber meines Erachtens nicht gut, wenn man aus diesem Umstande nicht zugleich folgert, daß man danach streben solle, mit der künstlichen Atmung der normalen möglichst gleich zu kommen. Wenn man in den oben erwähnten Kurven den so günstigen Effekt der eintretenden eignen Atmung mit geringer Ausdehnung und Einsenkung des Brustkorbes auf den Kreislauf bei anfangender Wiederbelebung gut betrachtet, dann zeigt sich deutlich, daß schon eine geringe Aeration genügt, das Leben wieder zu erwecken. Man setze einmal voraus, daß die übermäßige Luftzufuhr nach den Lungen, bei künstlicher Atmung die Zentra in der Medulla oblongata zu neuer Tätigkeit angetrieben hätte, dann müßte doch eine erneuerte Einsenkung folgen, sobald man das Tier der eignen Atmung überlassen würde und diese ungenügend wäre. Und dennoch erweist sich diese geringe, erst allmählich zunehmende Aeration im Anfang als genügend und ist für die Zirkulation viel nützlicher als die übertriebenen Atmungseffekte der übermäßigen künstlichen Aeration. (Exp. 1, 3, 6 b usw.)

An erster Stelle suche man also nach einer physiologischen Methode der künstlichen Atmung, an zweiter Stelle hüte man sich vor Übertreibung.

Keinen Augenblick verliere man die Sorge für gehörige Luft-

passage (das Bewachen der Zunge) und das Verhindern von
Aspiration des Mageninhaltes usw. (Reinigung des Rachens, keinen
Druck ausüben auf den Magen), aus dem Auge. Dies alles ist,
obgleich sehr wichtig, doch von sekundärem Interesse, wo es
die Methode als solche betrifft. Auch über die fortgesetzte Behandlung, warm halten durch Massage, Krüge, warme Decken,
Kaffee und zur Not Alkohol als Reizmittel, sobald das Bewußtsein zurückgekehrt ist, braucht jetzt nicht weiter gesprochen zu
werden.

2. Die Traktionsmethoden. Diese bezwecken aktive
Einatmung, passive Ausatmung, vollkommen nach den Anforderungen der Physiologie.

a) Das Aufheben des Rippenbogens (Van Hasselt).
Der Helfer befindet sich dabei vor dem Patienten (bei dessen
Kopfe) und hakt die gekrümmten Finger rechts und links unter
den Rippenbogen ein. Er zieht denselben empor (Einatmung),
um ihn darauf wieder loszulassen, wobei die Rippen zurückspringen. Dieses Verfahren nun kann, namentlich bei magern
Personen, einen guten Effekt haben auf den untern Teil des Brustkastens, ist aber vielleicht nicht immer genügend. Deshalb
versuchte man schon den Effekt zu vergrößern, indem man nach
der Einatmung die Rippen wieder hinabdrückte (Schüller)
und dadurch also auch die Ausatmung aktiv machte. Und da
das Hinabdrücken soviel leichter geht als das Aufheben, ging
die gemischte Methode von selbst in eine die genannten Gefahren mit sich bringende Kompressionsmethode über.

Die Traktion an dem Rippenbogen, von keiner Kompression
gefolgt, also die Van Hasseltsche Methode, braucht hier weiter
nicht als selbständige Methode besprochen zu werden. Sie kann
aber unter Umständen dazu dienen, Silvesters Methode zu
unterstützen, indem sie zugleich den untern Teil des Brustkastens
erweitert oder dadurch, daß sie Silvesters Methode dann und
wann ersetzt.

Es ist das große Verdienst Silvesters, daß er eine Methode
gefunden hat, um beim Scheintod die physiologische Einatmung
auf in der Tat genügender Weise nachzuahmen. Er zieht die
Arme den Kopf entlang, zugleich ein wenig seitwärts. Durch Ver-
mittlung der Brustmuskeln und des Schultergürtels wird der obere

Teil des Brustkastens erweitert. Diese Ziehung muß mit Kraft ausgeübt werden. Wenn die Arme nur ausgestreckt werden, so daß z. B. ein auf dem Boden liegender Patient dadurch nicht verlegt wird, dann wird die Methode schlecht verstanden und schlecht angewandt. Mit Recht hat Silvester dies der Kommission vom Jahre 1903 vorgeworfen.

Bei meinem Unterricht halte ich es immer für notwendig, daß jeder Schüler die Silvestersche Methode unter meiner persönlichen Aufsicht auf eine Versuchsperson anwendet. Dann zeigt sich immer wieder, daß man die Traktion gewöhnlich viel zu schlaff anfängt. Auch hier dürfen Mittel und Zweck nicht verwechselt werden. Der Zweck ist nicht die Arme zu strecken, sondern den Brustkorb zu erweitern. Natürlich darf man auch hier nicht ins Äußerste fallen und in roher Weise verfahren. Aber die Traktion muß doch so stattfinden, daß der Helfer sich tüchtig anstrengen muß, die Beine festzuhalten, damit der Patient nicht mitgerissen wird. Man hört dann deutlich, wie die Luft in die Lungen hineindringt.

Silvester hat vorgeschrieben, aus den Kleidern des Patienten ein Kissen zu machen und ihm das unter die Schulter zu legen. Beim Ziehen verhindere dieses Kissen das Mitreißen und außerdem solle das Fortfließen von Schleim usw. aus dem Munde dadurch erleichtert werden.

Was mich betrifft, ich halte es für schade, kostbare Augenblicke zu verlieren. Denn oft hängt das eventuelle Gelingen der künstlichen Atmung von wenigen Sekunden ab. Und man verliert Zeit, wenn man den Patienten entkleidet, ein Kissen aus den Kleidern macht und es ihm unterschiebt. Aber außerdem ist das Herabhängen des Kopfes über ein solches Kissen höchst unangenehm und störend für eine gesunde Person und wird auch einer asphyktischen Person wenig nützen. Howard hat dieses Kissen, meines Erachtens mit Recht, verworfen. Wohl aber halte man den Kopf zur Seite, ohne den Hals zu strecken, und der Helfer bewache genau die Zunge und beachte die Ausscheidung des eventuellen Schleimes usw. aus dem Rachen. Aber im übrigen ist die flache Lage die angenehmste für die gesunde Versuchsperson und die einfachste für den Scheintoten während der Ausübung der Traktionen.

Ein Korsett muß ohne Zweifel aufgemacht werden, aber

weiter verliere man die ersten kostbaren Augenblicke nicht, indem man Bänder und Knöpfe losmacht, es sei denn, daß irgendetwas wirklich drückt.

Die Ausatmung bewirkt man nun, indem man die Arme gekrümmt an den Brustkorb bringt und sie sanft an die Vorderseitenfläche der Brust drückt. Man erleichtere die normale passive Ausatmung, damit sie vollständig werde. Deshalb ist der leichte Druck der Arme des Patienten an dessen Brustkorb erlaubt und gut.

Dabei eine kurze Pause und dann die Einatmung. Der Helfer muß eine ziemlich schwere Arbeit verrichten und muß sie zur Not eine Stunde lang aushalten können. Dazu ist nötig, daß er selbst tüchtig atmet. Dies nun wird gerade bei körperlicher Anstrengung so oft vernachlässigt, ja, man ist sogar geneigt, den Atem anzuhalten. Wenn man nun selbst tief einatmet und darauf — ohne wesentliche Pause — langsam ausatmet, gleichzeitig mit den entsprechenden auszuführenden Atmungsbewegungen, dann verfährt man für sich selbst und für den Patienten physiologisch, und es wird die Anzahl der Atmungen von selbst 12 pro Minute. Bei der Asphyxie durch Submersion hat man gewöhnlich, wenn wenigstens der Patient noch aufleben kann, schon sehr bald einen Erfolg, wenn man Silvesters Methode richtig anwendet, d. h. wenn man die Erweiterung des Brustkorbes und nicht die Streckung der Arme bezweckt. Bei Asphyxie durch Intoxikation z. B. durch Morphium steht die Sache anders, und es ist ein langwieriges Ringen mit dem Tode. Dann muß die künstliche Atmung durch zwei Personen ausgeübt werden, während eine dritte die Beine und eine vierte, doch nur so oft wie dies als notwendig erscheint, die Zunge festhält oder sie mit dem Unterkiefer nach vorn drückt. Die ersten Schläge mögen ein wenig unregelmäßig gehen durch ungleiches Tempo und ungleiche Traktion, bald aber geht es, als ob nur eine Person damit beschäftigt wäre. Zu zweien kann man Silvesters Methode mehrere Stunden aushalten. Es ist selbstverständlich, daß man pausiert, jedesmal wenn der Patient selbst atmet. Nach Submersion ist die Rückkehr der Atmung gewöhnlich ein Zeichen der eintretenden Besserung, ungeachtet der drohenden spätern Komplikationen. Bei einer Intoxikation, wie z. B. bei der oben erwähnten, ist die Rückkehr nur eine vorübergehende. In einem bestimmten

Moment setzt die Atmung wieder aus, und das Gesicht wird wieder leichenfarbig. Mit 3, 4 höchstens 6 Traktionen ist die Gesichtsfarbe wieder die gewöhnliche. Erst dann lernt man die Wirksamkeit der Traktionsmethoden zu würdigen. Diese Methode habe ich angewandt sowohl bei Ertrunkenen als bei Vergifteten. In einem Falle von Morphiumvergiftung, wobei hin und wieder Muskelkontraktionen sehr störend waren, mußte die künstliche Atmung mit nur geringen Zwischenräumen von nachts halb 2 bis morgens halb 9, als das Herz die Tätigkeit völlig einstellte, ausgeübt werden. Um 6 wurde mein Helfer abgelöst und um 7 löste dieser mich ab. Ohne Zweifel ist die Methode anstrengend, aber man kann sie Stunden lang aushalten, wie man sieht, wenn man den Patienten nur nicht auf den Boden zu legen braucht und 2 Personen die Traktionen verrichten, während eine dritte für Kontraktion an den Beinen sorgt und eine vierte Mundhöhle und Zunge bewacht. Während der Anfälle der Muskelrigidität war der Effekt nach Silvester überaus groß. In großer Entfernung wurde das Eindringen der Luft gehört. Die Erklärung dieser Tatsache habe ich schon früher gegeben (S. 66).

Von der Methode von Brosch (S. 70) kann ich nicht sagen, daß sie eine Verbesserung des Silversterschen Verfahrens ist. Seine Methode, die maximale aktive Einatmung bei maximaler aktiver Ausatmung bezweckt, wird bei einem „Wettkampf" ohne Zweifel die meisten Kubikzentimeter Luft versetzen. Sie ist auf den Spirometer und nicht auf den Ertrunkenen berechnet. Auch nimmt diese Methode keine Rücksicht auf Gefahr vor Acapnia (c. f. S. 110). Dennoch wollen einige Anhänger dieser Methode dieselbe, wie wir gesehen haben, durch Extradruck von einem zweiten Helfer bei der Expiration noch kräftiger machen. Haben diese Forscher sich denn niemals gefragt, ob sie ihre Versuchsperson nicht einer Lebensgefahr aussetzen mit ihren rohen und unphysiologischen Experimenten?

Kann man die künstliche Atmung auch zu kräftig anwenden?

Mit obenstehender Frage meine ich jetzt nicht das Brechen oder das Verrenken der Gliedmaßen, das Ausdrücken des Mageninhaltes oder das Zerreißen der Leber oder der Milz, sondern nur die etwaige Lebensgefahr bei allzu kräftiger Ventilation der Lungen.

Jedermann weiß wohl, daß man nach einigen tiefen schnell aufeinander folgenden Atmungen länger den Atem entbehren kann als ohne diese Vorkehrungsmaßregel. Taucher tragen diesem Umstande denn auch Rechnung. Bei der Rettung von Ertrunkenen und Bewußtlosen aus gashaltigen Räumen empfiehlt man allgemein eine vorhergehende kurze Hyperpnoe (forcierte Atmung). Und mit Recht.

Vernon[1]) experimentierte an sich selber. Ohne Vorkehrungsmaßregel konnte er es nur 42 Sekunden ohne Atem aushalten. Nach forcierter Atmung, 6 Minuten nacheinander, mittels Oxygenium, mit zum Schluß 4 tiefen Inspirationen von diesem Gase, konnte er den Atem 8' 13" zurückhalten. Nach forcierter Atmung (Hyperpnoe) ohne O_2 gelang ihm dies nur 4'.

Doch scheint mir sein zweiter Versuch (8' 13" Apnoe) unzuverlässig. Die Sache ist nicht so einfach, wie mancher zu denken geneigt ist.

Denn es ist experimentell bewiesen, daß, sowohl bei Menschen wie bei Tieren, fortgesetzte Hyperpnoe sehr unangenehme Folgen mit sich bringt und den Tod durch Shock verursachen kann.

Wer an sich selbst zu experimentieren wünscht, wird erfahren, daß es Mühe kostet, eine gehörige Hyperpnoe länger als 45—90 Sekunden auszuhalten. Fährt man 2 Minuten damit fort, so folgt Apnoe (Atemstillstand), worin Schwindel, beschleunigte Herzwirkung, Taubheit und Prickeln in Händen und Füßen auftreten. Mosso[2]) fand erhebliche Senkung des Blutdruckes. Haldane und Poulton[3]) fanden, daß nach einer Hyperpnoe von $2^1/_2$ Minuten die Apnoe lange dauert, und daß dabei der Gehalt an O_2 in den Alveolen dermaßen sinkt, daß, bevor die Apnoe aufhört, der Patient blau im Gesicht und in der Tat sehr beunruhigend aussieht, obgleich er kein Bedürfnis hat zu atmen. Als dieser Versuch zum ersten Male in der British Physiol. Society demonstriert wurde, wollten einige, erschrocken, bei der Versuchsperson die künstliche Atmung ausführen, andern wurde übel bloß durch den widerwärtigen Anblick, und sie entfernten sich. Bei Poulton dauerte diese Apnoe etwas länger als 2 Min.

---

[1]) Vernon: Journal of physiology. 38. Bd., S. 20. 1909.
[2]) Mosso: Archiv. ital. de biologie. 40. Bd., S. 1. 1903.
[3]) Haldane and Poulton: Journal of Physiology. 37. Bd., S. 390. 1908.

Wem es einmal gelungen ist, die Hyperpnoe 2 Min. auszuhalten, der wird den Versuch nicht leicht wiederholen. Man fühlt sich wohl $^1/_2$ Stunde ganz elend. Die Apnoe dauert dann 40—60 Sekunden. Während dieser Apnoe sinkt die bei der Hypernoe beschleunigte Pulsfrequenz rasch bis an oder bis unter die Norm. Hat die Pulsfrequenz wieder ungefähr die Norm erreicht, so fängt auch die spontane Atmung wieder an. Man kann diese also vorher ankündigen.

Die genannten beunruhigenden Erscheinungen werden verursacht durch die sog. Acapnia.

Akapnie.

Unser Körper enthält viel mehr CO_2 als O_2. Im Blute befinden sich 40 à 45 Vol. proc. CO_2 in dissoziabler Verbindung, in den Muskeln 80—180 Vol. proc. Der menschliche Körper enthält wenigstens sein halbes Volumen an CO_2 (30 l bei 0° C. 760 mm Hg) aufgelöst in den Flüssigkeiten und in einer schnell dissoziablen chemischen Verbindung in den Geweben anwesend.

Bei normaler Respiration atmet der Mensch $^1/_2$ l Luft pro Atmung aus; davon ist 4% CO_2, d. h. pro Min. $\dfrac{16 \times 0.5 \times 4}{100}$ l $= 0{,}3$ Liter CO_2.

Das Blut und die Luft in den Lungen enthalten zusammen nur 0,6 l O_2, eine Quantität, die nur dazu ausreicht, bei Apnoe die Kohlensäureentwickelung noch 2 Minuten fortdauern zu lassen. Hyperpnoe hat fast keinen Einfluß auf dieses O_2-Quantum von 0,6 l.

Bei einer einigermaßen lange fortgesetzten Hyperpnoe bleibt das Sauerstoffquantum also immer 0,6 l, während fortwährend CO_2 ausgeatmet wird. Beim Anfang der Apnoe hat also das CO_2-Quantum im Blute und in den Geweben stark abgenommen. Während der ersten 2 Minuten der Apnoe steigt der CO_2-Gehalt auf Kosten der 0,6 l Sauerstoff, bis dieser verbraucht ist, so daß am Ende dieser 2 Minuten das Sauerstoffvolumen $= 0$, das Kohlensäurevolumen noch längst nicht normal und also nicht imstande ist das Atmungszentrum zu reizen.

Als einfaches Beispiel wähle ich das folgende Tierexperiment von Yandell Henderson[1]): Beim Anfang des Versuches ent-

---

[1]) Yandell Henderson: American Journal of Physiology. 1. Jan. 1910.

hielt das Schlagaderblut 14,8 Vol. proz. O_2, 43,4 Vol. proc. CO_2; nach 30 Min. künstliche Hyperpnoe 15 Vol. proz. O_2, 16,2 Vol. proz. CO_2; beim Tode nach 8 Min. Apnoe 0,0 Vol. proc. O_2, 21,7 Vol. proc. CO_2.

Daß man nach fortgesetzter Hyperpnoe längere Zeit nicht zu atmen braucht, ist also keine Folge von Überladung des Blutes mit O_2, sondern von einem durch Hyperpnoe entstandenen Mangel an CO_2 im Blute und in den Geweben. Erst wenn der CO_2-Gehalt wieder bis zur Norm gestiegen ist, wird das Atmungszentrum aufs neue zur Einatmung gereizt. Wenn man innerhalb einer Minute zweimal soviel CO_2 ausatmet wie gewöhnlich, also $2 \times 0,3 = 0,6\,l$, so muß die Apnoe notwendig eine Minute dauern, bevor das Blut seinen normalen Kohlensäuregehalt wieder erreicht hat und die Atmung spontan wieder einsetzen kann. Meistens aber wird die Hyperpnoe nicht den doppelten Effekt haben, wenigstens nicht beim freiwilligen Experimente. Gewöhnlich folgt jeder Minute der Hyperpnoe $^1/_3$ bis $^1/_2$ Minute der Apnoe. Einer Hyperpnoe von 20 Minuten folgt also eine Apnoe von $\pm$ 8 Minuten. Die am Ende der Hyperpnoe anwesenden $0,6\,l\ O_2$ sind, wie wir sahen, in 2 Minuten verbraucht. Im Herzmuskel befindet sich ein Reservevorrat O_2 für nur 4 bis 5 Minuten von gänzlicher Anoxemie. Würde also nach einer Hyperpnoe von 20 oder mehr Minuten keine Hilfe geleistet werden, so müßte der Mensch in Apnoe innerhalb 8 Minuten sterben. So schlimm ist es aber glücklicherweise gewöhnlich nicht. Wenn die anwesenden $0,6\,l\ O_2$ fast verbraucht sind, formen sich Produkte unvollständiger Verbrennung: acid. lacticum, ac. oxy-butiricum und andere asphyxiale Stoffe (Acidosis), die zusammen und mit dem übrigen CO_2-Gehalt, imstande sind das Atmungszentrum zu einem tiefen Seufzer zu reizen, der O_2 herbeibringt, worauf eine vollständigere Verbrennung erfolgt.

Nach längerer oder kürzerer Zeit (45″ bis 90″) ist wieder genügende Acidosis vorhanden, um mit dem jetzt ein wenig gestiegenen CO_2-Gehalt das Atmungszentrum zu einem neuen Seufzer zu reizen und so weiter, bis der normale CO_2-Gehalt erreicht ist und die spontane Atmung eintritt. Ohne diese Acidosis würde meistens eine kräftige Hyperpnoe von 10 Minuten den Tod durch Anoxämie verursachen. Dank der Acidosis kann aber gewöhnlich noch Erholung eintreten nach einer Hyperpnoe von 20 Minuten. Dauert aber die Hyperpnoe länger als 20 Minuten, so folgt der Tod durch Anoxämie, da jetzt durch Apnoe die äußerste Grenze von 8 Minuten überschritten wird. Anoxämie von 10—15 Minuten vernichtet nach Stewart[1] die zerebralen Zentra. Anoxämie von 3—5 Minuten lähmt schon das Atmungszentrum, es sei denn, daß Hilfe geleistet wird

Nach Yandell Henderson sank der Blutdruck bei 5 von den 30 Personen, bei denen er vor dem Experiment 105 bis 108 mm Hg betrug, während der Apnoe 10 bis 15 mm.

Ewald fand schon im Jahre 1872 (Archiv für die ges. Physiologie, 1873, VII, S. 580), daß nach 20 bis 30 Minuten kräftiger Insufflation mit einem Handblasebalg bei einem Hunde langwierige Apnoe auftrat, und daß der stark abgenommene CO_2-Gehalt erst nach einer Stunde zur Norm zurückgekehrt war. Der arterielle Druck war bei einem Experiment von 154 bis 65 mm Hg gesunken. Daß der CO_2-Gehalt nicht nur im Schlagaderblut, sondern auch in den Geweben gefallen war, zeigte die Analyse des venösen Blutes, das nur 15—18 Vol. proz. CO_2 ($+ 1/3$ des normalen Blutes) enthielt.

Man kann die Apnoe sofort zum Stehen bringen, wenn man durch eine Gummi-Kanüle, die durch die Trachea bis an die Bifurkation eingeführt worden ist, Kohlensäure in die Lungen hineinbläst. Dadurch wird das Atmungszentrum gereizt. Stellt man das Einblasen von CO_2 ein, bevor Blut und Gewebe das normale Volumen CO_2 zurückbekommen haben, dann setzt sich die Apnoe wieder fort. (Yandell Henderson l. c.)

Bläst man O_2 durch eine Gummikanüle in die Lungen hinein, dann dauert die Apnoe fort, ohne daß auch nur vereinzelt ein Seufzer ausgestoßen wird, weil jetzt keine Acidosis auftritt; der CO_2-Gehalt im Blute und in den Geweben steigt aber regelmäßig, weil nun fast keine Ausatmung von CO_2 stattfindet. Zugleich wird die Gefahr der Anoxämie bekämpft.

Das Einblasen von O_2 in die Lungen ist also das beste Rettungsmittel bei der Apnoe nach Hyperpnoe.

Es ist selbstverständlich, daß Hyperpnoe, die durch Muskelanstrengung oder durch die Einatmung von unreiner, wenig

---

[1] Stewart, Guthrie, Burns and Pike: Journal of exper. medicine. 8. Bd., S. 300 u. 367. 1906.

O_2 enthaltender Luft entsteht, keine Akapnie verursacht. Im ersten Fall wird ja der Stoffwechsel angeregt und dient die Hyperpnoe zur Entfernung der jetzt in größerer Quantität produzierten CO_2. Im zweiten Fall reicht das bei der normalen Atmung jetzt ungenügend eingeführte O_2 nicht hin, um einen gehörigen Stoffwechsel zu befriedigen; die Hyperpnoe versucht diesem Mangel abzuhelfen.

Für das richtige Verständnis von der Lehre der künstlichen Atmung ist die Kenntnis von der Gefahr vor Akapnie nicht ohne Bedeutung. Auch hieraus zeigt sich ja wieder, wie töricht es ist, bei der Anwendung der künstlichen Atmung möglichst viel Luft versetzen zu wollen, mit andern Worten künstliche Hyperpnoe zu erwecken.

Das Blut läßt sich doch nicht mit O_2 überladen. Der Stoffwechsel ist träger geworden, nichts ist leichter, als unter diesen Umständen Akapnie zustande zu bringen, sobald die Zirkulation sich zu erholen beginnt. Sobald letzteres der Fall ist, darf man also nicht lange mit einer kräftigen künstlichen Atmung fortfahren, man achte vielmehr auf die Neigung zum Wiederauftreten der spontanen Atmung. Diese soll man fortwährend genau beobachten, aber man lasse sie sich möglichst viel geltend machen. Die schwache spontane Atmung hat einen viel bessern Effekt auf die schwache Herztätigkeit und die träge Zirkulation als eine künstliche Hilfe, die sogar sehr gefährlich werden kann. Vom Standpunkt der Akapnie betrachtet, ist mir die Methode von Brosch ein Rätsel. Hat man bei der Anwendung dieser Methode bei den Versuchspersonen niemals Erscheinungen der Akapnie wahrgenommen?

Brosch, Meyer, Loewy erzielten pro Atemzug eine Ventilation bis 2000 und sogar 3000 ccm. Hinter die Konklusion: „Wir sind daher wohl berechtigt, das Verfahren in dieser Hinsicht als ein zweckmäßiges anzusehen[1])," dürfen wir ein Fragezeichen setzen. 12 Atemzüge à $2^1/_2$ l geben eine Ventilation von 30 l pro Minute. Spontan atmet der Mensch $16 \times 0{,}5 = 8$ l pro Minute. Jeder Minute der künstlichen Atmung nach Brosch muß also eine Apnoe von 3 Minuten folgen, wenn

---

[1]) Georg Meyer: Berliner klinische Wochenschrift. 10. April 1911.

Eysselsteijn. 8

wenigstens der Kohlensäuregehalt der ausgeatmeten Luft 4% bleibt, was Henderson annimmt. Nach einer Anwendung von 3 oder mehr Minuten auf eine gesunde Person müßte demnach ohne sachverständige Hilfe die fatale Apnoe von 8 Minuten und der Tod durch Akapnie folgen.

Welche Methode ist die beste?

Die ursprüngliche Methode Silvesters ist die einzige Methode, die fast allen Anforderungen der Physiologie entspricht. Die Ausatmung, bei leichtem Druck der Arme an die Brust, kann passiv genannt werden und stimmt völlig überein mit der physiologischen. Die künstliche Ausatmung muß jedenfalls sorgen für das gehörige Zusammenfallen des Brustkorbes. Der leichte Druck bei der künstlichen und die (problematische?) Kontraktion der Mm. intercostales int. bei der normalen Ausatmung mögen einander die Wage halten. Die Einatmung hat Silvester einfach großartig erfunden. Er erweitert den obern Teil des Brustkastens durch Zug an den Mm. pectorales majores et minores. Aber außerdem wird, wenn man kräftig an den Armen zieht, bei Kontraziehung an den Knien (diesen Punkt muß ich besonders hervorheben) die Wirbelsäule gestreckt und dadurch der ganze Brustkorb erweitert. Will man durchaus eine Änderung, so möchte ich diese Änderung anbringen in der Auffassung, zum richtigen Verständnis, wie auch in der Ausführung der Silvesterschen Methode.

Zug und Gegenzug an Armen und Knien sollen ohne Roheit geschehen, aber dennoch mit Kraft. Ein Kissen unter dem Rücken, wie Silvester vorschrieb, ist überflüssig und stört das intermittierende Strecken der Wirbelsäule.

In der Praxis ist mir deutlich geworden, daß der Luftwechsel in dieser Weise sehr genügend ist, sogar in schweren Fällen der Intoxikation, wo das Herz noch imstande ist zu wirken, die Atmung aber dann und wann plötzlich aussetzt. Wie schon gesagt, sieht man hier nach wenigen Traktionen auf den Wangen wieder gesunde Farbe, die aber wieder verschwindet, sobald man die Arbeit einstellt. Beim Ertrunkenen mit seiner äußerst schwachen Herztätigkeit und trägen Zirkulation ist sie ohne Zweifel mehr als genügend. Dies darf aber kein Grund sein, beim Ertrunkenen die Einatmung nur schlaff auszuführen. Denn die kräftigen Traktionen schaden nicht; sie reizen das Herz und erleichtern die Tätigkeit des rechten Herzens, indem sie den negativen Druck in der Brusthöhle erhöhen.

Wir haben schon gesehen, wie man dabei verfahren muß, wenn man nicht müde werden soll, dadurch, daß man die eigne Atmung vernachlässigt, und wie man diese der schweren Arbeit gemäß einrichten soll. (S. 107.)

Übrigens wird ein Ertrunkener gewöhnlich sogleich von einem Kreise Neugieriger umgeben, und man kann seine Helfer leicht wählen. Aber man kann auch allein „Silvestern": man kann auch allein dann noch ziemlich kräftig ziehen, wenn man den Patienten gegen einen Abhang legen kann, so daß die Beine herunterhängen.

Sollte vereinzelt eine Traktion an den Armen nicht gut ausführbar sein oder zu wenig Erfolg haben, dann kann man entweder Pacini oder Bain anwenden, oder die aktive Einatmung kräftiger machen, indem man den Rippenbogen hinaufzieht, wobei durch die eigentümliche Bewegung der untern Rippen (Wenckebach[1]) zugleich Ausdehnung nach den Seiten zu bewirkt und das Zwerchfell abgeflacht wird. Beim Zurückspringen darf der Helfer dann aber nicht mit Kraft komprimieren, sondern er folge ganz der Absicht der physiologischen Methode.

Daß die erste Anforderung, die man an die Methode stellen muß, sei, daß sie überall, von jedermann ohne Hilfe angewandt werden könne (wie Schäfer u. a. verlangten), ist eine unberechtigte Forderung. Oder ist die künstliche Atmung niedrigern Ranges als eine chirurgische Operation? Die erste Anforderung, die man an eine Methode stellt, muß sein, daß sie nicht schaden kann. Kann sie auch von Laien verstanden und erlernt werden, um so besser. Dies nun ist ohne Zweifel der Fall mit Silvesters Methode. Auch Laien kann man deutlich machen, daß man einem Ertrunkenen leicht die angeschwollene Leber zerreißen, den Mageninhalt hinausdrücken, die Herztätigkeit hemmen kann, und daß eine jede dieser Tatsachen an und für sich schon hinreicht, das hinsterbende Leben gänzlich auszulöschen.

Weiter kann man sie auch wohl lehren, wozu die Traktionen

---

[1] Wenckebach: Über pathologische Beziehungen zwischen Atmung und Kreislauf beim Menschen. (Sammlung klinischer Vorträge von Volkmann.)

an den Armen, die Kontratraktion an den Knien und das Über-
wachen der Zunge dienen, auch wie sie die Traktionen ausführen müssen und wie sie sich selbst dabei vor allzu schneller
Ermüdung hüten können. Der, dem man dieses nicht klar machen
kann, ist nicht der wahre Laien-Helfer, wenigstens nicht, wo
es sich um künstliche Atmung handelt. Solch einer beschränke sich
lieber auf die Reinigung des Mundes, auf den Reflexreiz (Laborde
usw.), auf das Erwärmen und Reiben.

Auch bei der Anwendung der zuletzt genannten Mittel,
zu denen für den Arzt noch die Phlebotomie kommt, sei der
Hauptzweck, immer dem erschöpften Herzen zu helfen. Man
wird denn auch damit niemals Schlechtes und unter Umständen
sehr viel Gutes tun.

Silvester hat ursprünglich seine Methode ganz in Übereinstimmung mit den Anforderungen der Physiologie gegeben.
Es ist schade, daß er sich durch die Kommission vom Jahre 1862
bewegen ließ, darauf zu verzichten, und daß er den Wettkampf
um die Kubikzentimeter Luft mitgemacht hat. Vor der Kommission vom Jahre 1903 erklärte er, daß die Zusammenpressung
des Brustkastens während der Ausatmung dazu gehöre. Nur
um Laien davon abzuhalten, der Brustwand zu schaden,
habe er in den Vorschriften der Royal Humane Society usw.
nur jenen sanften Druck der Arme des Patienten erlaubt.
Silvester wußte, wie die normale Aus- und Einatmung vor
sich gehen, und er hat sie mit großem Erfolg künstlich nachzuahmen gewußt. Weshalb die Einatmung aktiv, die Ausatmung passiv sein soll, hat er meines Erachtens nicht klar
genug unterscheiden können, sonst hätte er wohl auf andere Gefahren als auf die Schädigung der Brustwand hingewiesen. Daß
er aber eine solche vorzügliche und unter allen Umständen sofort
anwendbare Methode gefunden hat, das bleibt doch sein großes
Verdienst.

Aus den Resultaten der in mancher Hinsicht sehr wichtigen
Untersuchung der englischen Kommission vom Jahre 1903,
darf gefolgert werden, daß man nach Submersion in Meerwasser,
wobei die Lungen voll Wasser sind (c. f. S. 85), damit anfangen
muß, den Patienten einen Augenblick übers Knie zu nehmen,
damit die Lungen leer werden können. Die Gefäße sind hier
nicht überfüllt, das nicht erweiterte Herz kann leicht seine Arbeit

wieder aufnehmen. Nach Submersion in Süßwasser ist das Wasser schon bald aus den Lungen, wenn der Patient wenigstens noch lebt, durch Resorption in die Zirkulation übergegangen; man kann also meistens ohne Aufenthalt, nachdem man Mund und Rachen gereinigt hat, mit der künstlichen Atmung anfangen. Im letzten Falle könnte man unter gewissen Umständen, sobald die normale Atmung wieder im Gange ist, Aderlaß erwägen, um die überfüllten Gefäße schnell zu befreien. Nach Submersion in Seewasser natürlich nicht, weil die Gefäße dann nicht überfüllt sind. Die Reinigung des Rachens und des Mundes kann man nicht besser vornehmen, als dadurch, daß man einige Traktionen an der Zunge nach Laborde anwendet und dann abwischt. Ist noch Reflexreizbarkeit vorhanden, dann wirkt man in doppelt günstiger Weise auf den Ertrunkenen ein. Aber man verweile dabei nicht länger als notwendig ist, um sich zu überzeugen, daß Mund und Rachen frei sind. Auf die künstliche Atmung kommt es in der Tat an. Aber nicht in dem Sinne, daß man möglichst viel Luft in die Lungen hinein und aus ihnen herauszutreiben sucht. Die künstliche Atmung muß das mächtige Hilfsmittel sein, das erschöpfte Herz zu erneuerter Kontraktion zu reizen und ihm zugleich seine Arbeit zu erleichtern. Nicht das eine ohne das andre, nicht das Reizen ohne die Hilfeleistung.

Möge es mir am Schlusse meiner Arbeit gelungen sein, gezeigt zu haben, wie dies nach den uns jetzt zu Gebote stehenden Methoden am besten geschehen kann.

Sachregister.